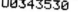

中国百年百名中医临床家丛书

颜 德 馨

颜德馨 著

门人： 颜乾麟　屠执中　魏铁力
　　　夏　韵　章日初　颜　新
　　　俞关全　吴鸿洲　颜乾珍
　　　邱雅昌　姚德民　赵昊龙
　　　　　　协助整理

中国中医药出版社

·北京·

（CIP）数据

……书／颜德馨著 . -- 北京：中国中医药出版
社，2001.02（2024.12重印）
（中国百年百名中医临床家丛书）
ISBN 978 - 7 - 80156 - 153 - 4

Ⅰ.①颜…　Ⅱ.①颜…　Ⅲ.①中医学临床—经验—中国
—现代　Ⅳ.① R249.7

中国版本图书馆 CIP 数据核字（2000）第 59976 号

中国中医药出版社出版

北京经济技术开发区科创十三街 31 号院二区 8 号楼
邮政编码　100176
传真　010-64405721
廊坊市佳艺印务有限公司印刷
各地新华书店经销

开本 850×1168　1/32　印张 8.5　字数 191 千字
2001 年 2 月第 1 版　2024 年 12 月第 5 次印刷
书号　ISBN 978 - 7 - 80156 - 153 - 4

定价　35.00 元
网址　www.cptcm.com

服务热线　010-64405510
购书热线　010-89535836
维权打假　010-64405753

微信服务号　zgzyycbs
微商城网址　https://kdt.im/LIdUGr
官方微博　http://e.weibo.com/cptcm
天猫旗舰店网址　https://zgzyycbs.tmall.com

如有印装质量问题请与本社出版部联系（010-64405510）

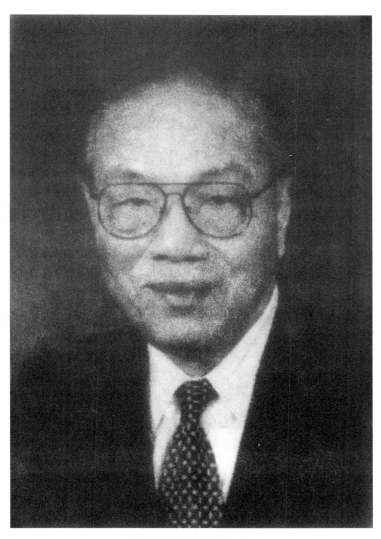

颜德馨教授近照

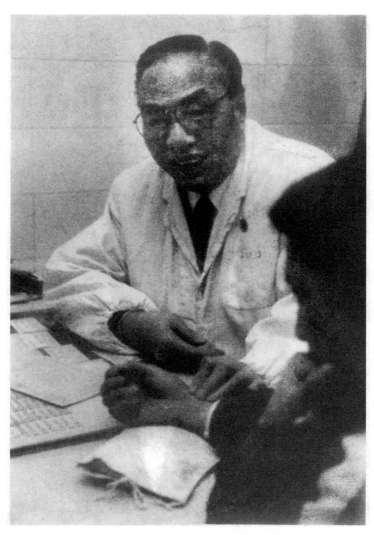

颜德馨教授正在为患者诊病

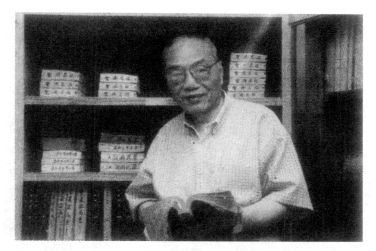

颜德馨教授于诊疗之余从事了大量科研工作，图为颜教授在书斋查阅文献

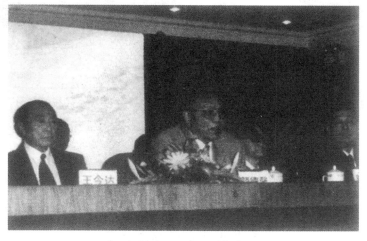

颜德馨教授在主持会议

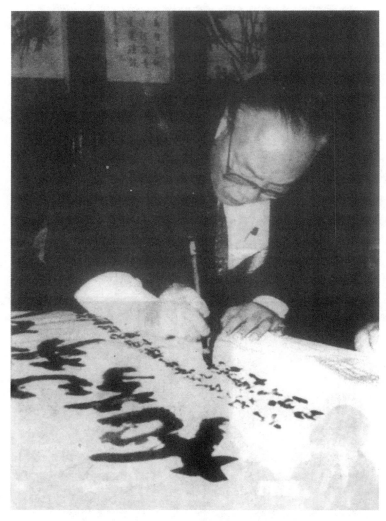

颜老正于书斋挥毫泼墨

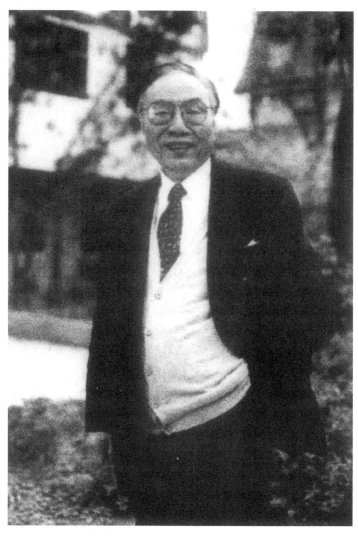

颜老八旬仍精神矍铄，图为诊疗之余，颜老在散步

内容提要

    颜德馨先生是一位中医功底深厚的医家，其在丰富的临床实践经验基础上，创立自己独到见地的学术思想，倡导"久病必有瘀""怪病必有瘀"之说，提出"衡法"新治则，开辟治疗新途径，颇受学术界所重视和推崇。该书系统整理了颜老的理论建树和宝贵的临床经验，是一部临床实用的佳作，可供中医各科临床医师及中医科研、教学工作者参阅。

出版者的话

祖国医学源远流长。昔岐黄、神农，医之源始；汉仲景、华佗，医之圣也。在祖国医学发展的长河中，临床名家辈出，促进了祖国医学的迅猛发展。中国中医药出版社为贯彻卫生部和国家中医药管理局关于继承发扬祖国医药学，继承不泥古、发扬不离宗的精神，在完成了《明清名医全书大成》出版的基础上，又策划了《中国百年百名中医临床家丛书》，以期反映近现代即 20 世纪，特别是新中国成立 50 年来中医药发展的历程。我们邀请卫生部张文康部长做本套丛书的主编，卫生部副部长兼国家中医药管理局局长佘靖同志、国家中医药管理局副局长李振吉同志任副主编，他们都欣然同意，并亲自组织几百名中医药专家进行整理。经过几年的艰苦努力，终于在 21 世纪初正式问世。

顾名思义，《中国百年百名中医临床家丛书》就是要总结在过去的 100 年历史中，为中医药事业做出过巨大贡献、受到广大群众爱戴的中医临床工作者的丰富经验，把他们的事业发扬光大，让他们优秀的医疗经验代代相传。百年轮回，世纪更替，今天，我们又一次站在世纪之巅，回顾历史，总结经验，为的是更好地发展，更快地创新，使中医药学这座伟大的宝库永远取之不尽、用之不竭，更好地服务于人类，服务于未来。

本套丛书第一批计划出版 140 种左右，所选医家均系在中医临床方面取得卓越成就，在全国享有崇高威望且具有较高学术造诣的中医临床大家，包括内、外、妇、儿、骨伤、针灸等各科的代表人物。

本套丛书以每位医家独立成册，每册按医家小传、专病论治、诊余漫话、年谱四部分进行编写。其中，医家小传简要介绍医家的生平及成才之路；专病论治意在以病统论、以论统案、以案统话，即将与某病相关的精彩医论、医案、医话加以系统整理，便于临床学习与借鉴；诊余漫话则系读书体会、札记，也可以是习医心得，等等；年谱部分则反映了名医一生中的重大事件或转折点。

本套丛书有两个特点是值得一提的：其一是文前部分，我们尽最大可能收集了医家的照片，包括一些珍贵的生活照、诊疗照，以及医家手迹、名家题字等，这些材料具有极高的文献价值，是历史的真实反映；其二，本套丛书始终强调，必须把笔墨的重点放在医家最擅长治疗的病种上面，而且要大篇幅详细介绍，把医家在用药、用方上的特点予以详尽淋漓地展示，务求写出临床真正有效的内容，也就是说，不是医家擅长的病种大可不写，而且要写出"干货"来，不要让人感觉什么都能治，什么都治不好。

有了以上两大特点，我们相信，《中国百年百名中医临床家丛书》会受到广大中医工作者的青睐，更会对中医事业的发展起到巨大的推动作用。同时，通过对百余位中医临床医家经验的总结，也使近百年中医药学的发展历程清晰地展现在人们面前，因此，本套丛书不仅具有较高的临床参考价值和学术价值，同时还具有前所未有的文献价值，这也是我们组织编写这套丛书的初衷所在。

中国中医药出版社

2000 年 10 月 28 日

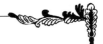

目　录

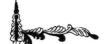

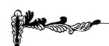
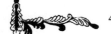

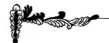

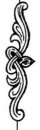

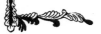

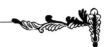

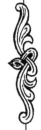

　　颜德馨先生1920年11月21日生于江苏省丹阳市中医世家，尊翁颜亦鲁乃著名中医。先生幼而徇齐，长而敦敏，秉承庭训，耳濡目染，哺汲中医药知识，培育对岐黄大业的爱好，弱冠之年便考入当时颇有影响的中医高等学府——上海中国医学院，孜孜以求，勤奋攻读，于1939年毕业后，遂毕生奋斗，琢磨治病救人之医技学术。40年代悬壶上海，屡起沉疴，闻名遐迩。建国后，以满腔热忱投身于祖国建设事业，于1949年便放弃自设诊所之高额收入，被聘于上海铁道中心医院，嗣后一往情深，主持该院中医工作50春秋，数十年如一日。先生执全国铁路系统中医药工作之牛耳，1992年在铁道部支持下，领衔创建上海铁路中医技术中心，复经多年精心建设，该中心已成为我国中医药业务基地的一颗明珠，令世人瞩目。先生乃上海中医界德高望重之泰斗，于90年代初先后被评为全国第一批名老中医学术继承人指导老师及上海市名中医。历任中国中医药学会理事，

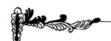

国家中医药管理局科技进步奖评审委员，铁道部专家委员会委员、中医专业组组长。现任上海同济大学医学院中医研究室主任、教授，上海市医学领先专业专家委员会委员，上海市中医药工作咨询委员会顾问，上海市中医药学会顾问，上海中医药大学、成都中医药大学、长春中医学院、上海师范大学等院校特聘教授、博士生导师。1998年荣获全国铁路先进个人称号，1999年荣获上海市第三届医学荣誉奖，此奖为上海市政府设立褒奖有杰出贡献医学家之最高荣誉奖，上海市卫生局特别为之拍摄《岐黄一杰——颜德馨传记》电视片。

悠悠岁月，苍生大医，60余载从医，声溢金石，志华日月。医乃仁术，其学识博大精深。先生少年又正值国难频生，百姓遭祸，西学东进，民族文化倍受欺辱。遂以强我中华，传承国粹为己任，勤于精业，思于行成，咨取善道，泛爱博容。每叹历代大家矍矍闵闵而求至理之精神，乃为效法，口不绝诵读内难仲景之文，手不停批览圣贤名典之编，焚膏油以继晷，恒兀兀以穷年。兰薰玉缜，物稀坚芳，人贵明洁。九渊之下，尚有天衢，秋荼之甘，或云如荠。先生读书求灵悟，取经以活用，临证遣药，如有用兵之神，孰以"堂正之师"，或取"奇橘之策"，皆妙在圆机活法而愈膏肓宿疾顽痼，斯以明医可以利天下也。中医典籍汗牛充栋，每多折射古代优秀哲学思想之光耀，擅长于形象辨证思维，将抽象哲理寓于客观事物之形象联系，从而建立有机动态人体观，并不拘泥于结构性人体观。先生坚持发皇古而融今，精思虑而立新，善于弘扬，更坚持继承，总以中医学之精髓取胜于临诊棘手难题而显示伟大宝库之优势。在丰富的临床实践经验基础上，创立自己独到见地的学术思想，倡导"久病

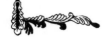

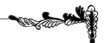

必有瘀"，"怪病必有瘀"之说，提出"衡法"新治则，开辟治疗新途径，颇受学术界所重视和推崇。近年从事生命科学研究，主持"瘀血与衰老"科研项目，提出瘀血实邪，乃人体衰老之主要因素的新观点，成果经上海市市级和铁道部部级的鉴定，并获国家中医药管理局科技进步二等奖，由上海科教电影制片厂根据该学说所摄之《抗衰老》科教片，参加国际生命科学电影展览亦获奖。先生既善于总结经验，又勤于创作，已出版《餐芝轩医集》《活血化瘀临床实践》《医方囊秘》《气血与长寿》《中国中医抗衰老秘诀》《颜德馨医艺荟萃》《颜德馨诊治疑难病秘笈》等著作，并著有《衰老合瘀血》一书英文版在全世界发行，历年发表论文200余篇，其中"老年性痴呆的治疗"与"肝脾在抗衰老中的临床与实践研究"，分别获第六届国际针灸东方会议、第一届世界传统医学优秀论文及研讨会的金奖。

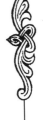

真而温、宽而栗、刚而无虐、简而无傲，无论在上海或在全国，先生皆以此为人，敬业、严谨、厚道成为同仁慕仰之楷模。先生不仅是一位中医功底深厚的学者，又是一位可敬的长者。先生为人师表，有道："师者，所以传道、授业、解惑也。"先生为提高中医队伍的内涵素质，不辞辛劳，登台讲课，蹲点查房，理论联系实际，循循善诱，为青年医师灌输知识，为中年骨干传授经验，为后辈学者示范解难。为培育新一代人才，于1999年个人捐资设立"颜德馨人才奖励基金"，为中医事业的振兴可谓呕心沥血，令后继者永远难以忘怀。先生是一位敬业者，同时也是一位战斗者。为弘扬中医，推动中医药走向世界，克服种种困难，不畏千里万里之遥，讲学于港台欧美，使世人洞悉中医学理之高深，技术之高超，四处奔波，呼唤民族之自信。对于歧视中医之偏

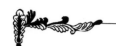

见者，先生总是当仁不让，据理相辩，纵有巨浪狂涛，总以捍卫中华民族优秀文化遗产为天责。1993年赴台湾讲学，受聘于台湾中医针灸学会、中国医学研究会为学术顾问，为沟通两岸文化交流作出了贡献。

唐有咏《蝉》诗曰："垂绥饮清露，流响出疏桐，居高声自远，非是借秋风。"先生为中医学事业奋斗在20世纪，人生八十年华，福兮！寿兮！可谓20世纪的见证人，先生功业将载入20世纪中医事业之史册，灿烂之光并将伴和着先生的新建树昭示寰宇天地。

上海中医药学会会长
原上海中医药大学校长
施杞
2000年7月1日于上海

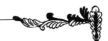

专病论治

气血与衰老

　　人体衰老是一系列生理、病理过程综合作用的结果，其机制极为复杂，至今人类衰老机制之谜，仍未完全揭示。自古以来，长寿是个永恒的话题，早在《诗经》中"永锡难老""万寿无疆""如南山之寿"等美好祝词，表达了人们对长寿的渴望。生物学家的研究表明，哺乳类动物的最高寿命，为其完成生长时限的5~7倍。而人类完成生长期需要20~25年，按此推算，人类最高寿命为100~175岁。目前，还远远达不到这个要求，因此探索人类衰老之奥秘，寻求有效的延缓衰老之药物，已日益受到全社会的关注。

一、抗衰老研究存在的问题

　　当前随着科学的不断进步，以及细胞和分子生物学的发

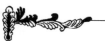

展，使人们对衰老本质的研究不断深化。一系列的抗衰老研究表明，许多中西药物有延缓衰老的可能，但各种学说未能统一，也未能完整地阐明人体衰老机制。

中医学对人体长寿以及衰老等问题的论述极为丰富，追《内经》起，代有阐述，如：①《黄帝内经》的肾精、气血与衰老相关学说；②《华氏中藏经》的阳气衰惫与衰老相关学说；③《千金翼方》的心力减退与衰老相关学说；④《养老奉亲书》的脾胃虚弱与衰老相关学说；⑤《寿亲养老新书》的气滞而馁与衰老相关学说；⑥《徐氏医书八种》的元气不足、阴虚生火与衰老相关学说等。近代医家根据上述学说进行研究，虽然取得了一些成果，但均未能脱胎"虚损学说"之范畴。脏腑虚衰的根本原因何在？精、气、神亏损的本质是什么？均未能论及其关键所在，且多种学说互相之间的有机联系，尚未完全阐明。

长期以来，由于"脏腑虚衰"学说一统天下，因此均一味从补益药中寻求延缓衰老药物，如历代帝王，为延年益寿，遍服补品，长寿者却寥寥无几。可见，脏腑虚衰并不能完全反映衰老的本质，单用补益药物来延缓衰老也不是十分理想的。

二、生命、长寿与气血的关系

为了阐明人类长寿之奥秘，揭示人类衰老机制之谜，寻找延缓衰老新途径，我反复学习了中医学有关文献，结合50年的临床所见，于1980年初提出"人体衰老的本质在于气虚血瘀"新学说。

朱丹溪说："气阳血阴，人身之神，阴平阳秘，我体常春。"《血证论》说："人之一身，不外阴阳，阴阳两字即水

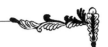

火，水火两字即气血。"所谓阴阳失调，其实质就是气血失调。气血是一切脏器功能活动的物质基础，因此脏腑的病变，必定先有气血的失调，脏腑的虚损亦必先由气血失养所致。《内经》中有"人之所有者，血与气耳"、"气血未并，五脏安定"（《素问·调经论》），"气血正平，长有天命"（《素问·至真要大论》），"是以圣人陈阴阳，筋脉和同，骨髓坚固，气血皆从，如是则内外调和，邪不能害，耳目聪明，气立如故"（《素问·生气通天论》）等论述，说明气血的充盈、平衡、调和是人体健康与长寿的主要因素。后世医家对此有很多论述，如张子和在《儒门事亲》中指出人体以"气血流通为贵"。朱丹溪《格致余论》说："气为阳宜降，血为阴宜升，一升一降，无有偏胜，是谓平人"，"气血和一疾不生"。《寿世保元》也提出："人生之初，具此阴阳，则亦具此血气，所以得全生命者，气与血也。血气者，乃人身之根本耳。"《景岳全书》中说得更为明白："凡为七窍之灵，为四肢之用，为筋骨之和柔，为肌肉之丰盛，以及滋脏腑、安神魂、润颜色、充营卫，津液得以通行，二阴得以调畅，凡形质所生，无非血之用也。"均说明气血对人体长寿至关重要，为应用益气化瘀延缓衰老提供了理论根据。

三、气虚血瘀是衰老的根本原因

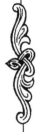

常言道："天天动，血脉通"，"生命在于运动"。而运动的目的在于气血的流通，气血流通则是机体健康的标志，也是长寿保证。"血脉流通，病不得生"，反之则"气血不和，百病乃变化而生"，从而导致人体趋向衰老。气血是构成人体的最基本物质，是脏腑经络等组织器官进行生理活动的物质基础，生命的本质在于气血，离开气血就无所谓生命，

正如《内经》所说的"以奉生身，莫贵于此"。因此，人体生长、发育、壮盛以至衰老的过程，从中医理论角度看也即气血由弱转强、由盛转衰的过程，人的生、长、壮、老、病、死，尽管其表现形式很多，但归根到底都离不开气血的变化。

因为血液循行于脉管之中，流布全身，环周不休，而气则升降出入，无器不有，两者并行以供给人体各脏腑组织之营养需要。任何一种原因包括七情、六淫、外伤跌仆，各种疾病的发生均将影响气血的正常循行，首先出现气血失衡，流通受阻，瘀血停滞。由于瘀血的产生和存在，使脏腑得不到正常濡养，然后才出现脏腑虚衰，精气神亏耗。气血阻滞，气血失调，造成气的生化作用减退。气化一旦受损，脏腑的生理功能无法正常发挥，从而加重气血失衡，形成恶性循环，最后脏器功能衰老直至死亡。可见"虚"是现象，"瘀"是本质，"虚"是归宿，"瘀"是原因。然而人体随着年龄的增长，在与自然界和疾病的不断斗争中，正气必然受到消耗，由于气虚推动血液无力，更加重了瘀血的阻滞，形成一种"虚实夹杂""气虚血瘀"的状况。所以说，瘀血实在是导致衰老的因子，因子不除，补之何益？临床上也看到一些老年人愈补愈滞、愈补愈虚之现象。根据有关资料的统计，现在的百岁老人，很少是以补取得效果的。欲谋长寿之道，必须消除导致衰老的因子——瘀血。消除瘀血最妥善的方法是"固本清源"，清源者正所以为了固本，固本者亦所以为清源服务，因气行则血行，益气有利于化瘀。中医的治则中有"关门缉盗"之戒，补法之所以不效，是犯了"实实之戒"。临床所见，人体进入老年，都有明显的瘀血存在，例如色素沉着、皮肤粗糙、老年斑的出现，巩膜混浊等，都

是典型的瘀血表现。而老年人常见的疾病如动脉硬化、高血压、冠心病、中风、老年性痴呆、前列腺肥大、颈椎病等都是瘀血深化的体现，也是最常见的导致衰老和致死的原因。经过临床证实，应用活血化瘀方法能治疗许多传统上认为是"肾亏"的阳痿、脱发、耳聋等，也可反证这一观点的可信性。

用现代科学研究来证实老年人衰老的本质在于气虚血瘀，表现在微循环的障碍和血液流变性的改变，各个主要脏器的血管形态变化。亦即气血平衡的状态受到破坏，导致血瘀征象，因而神经、内分泌、免疫功能、合成代谢功能以及主要脏器机能均受影响，呈现一系列病理改变，出现衰老征象。通过对老龄家兔的心、肺、脾、肝、肾、脑等主要脏器的光学显微镜观察，在这些脏器内均可看到脏器功能的微循环血管壁增厚，管腔狭窄，一些代谢废物——脂褐素不能排泄而沉积于脏器内，以及脏器组织细胞间沉积瘀血等一系列病理变化。这证实了机体进入老年时，其微循环障碍遍及全身各个脏器和组织。这种微循环的障碍，即是气血失衡状态。由于"气虚血瘀"，脏腑无以滋养，出现功能失调、津液亏耗等，诸脏腑因瘀而衰，直至死亡。

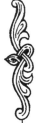

临床实验发现，老年人的血液成分、血球性状与青年人相比有明显改变，老年人血浆粘度明显增高，主要表现为血清白蛋白减少，球蛋白、脂蛋白、纤维蛋白原的增多，特别是脂蛋白的增多，导致血流缓慢，血管硬化，管腔狭窄，出现"脉不通、血不流"的瘀血病理改变。也证实衰老的表现在虚实夹杂：所谓虚，即是血细胞及血清白蛋白的减少；所谓实，就是血聚集成团，血液黏度增高。

综上所述，无论理论上，还是临床所见和现代科学研

究，均说明老年人存在瘀血。可以认为：人体衰老奥秘在于气血失衡，其失衡的关键在于气虚血瘀。

四、益气化瘀是延缓衰老的可靠途径

人体衰老的本质在于气虚血瘀，因此要使机体延缓衰老、保持正常的生理功能，从根本上说就要解除各脏器存在的瘀血现象，使脏器源源不断地得到气血滋养，纠正脏腑虚衰，使气血由不平衡状态转向新的平衡，以保持脏腑功能的正常发挥。应用具有益气化瘀作用之黄芪、当归、川芎等药物组成的"衡法Ⅱ号"进行延缓衰老研究，以冀达到气足血活，气通血流，保持气血平衡，促使机体健康长寿的目的。

经动物实验提示："服药组老龄家兔脏器解剖经显微镜观察，可见血管组织结构基本正常，各脏器的主要结构与壮龄家兔对比基本相同；对照组老龄家兔的心、肺、肝、肾、脑等主要脏器的光学显微镜观察有明显微循环障碍，血管壁增厚，管腔狭窄，代谢废物——脂褐素沉积，细胞间瘀血等病理改变。服药组家兔二年生存率明显增高。在对小白鼠进行抗疲劳、抗寒冷试验中，服药后小白鼠能力明显优于对照组，说明平衡气血，益气化瘀能使脏器保持正常结构和功能，增强机体的应激能力，延缓衰老。"

通过各种指标的检测和150人次的临床观察，证实由益气化瘀的药物所组成的"衡法Ⅱ号"具有下列几方面作用：

（1）能改善临床症状，调节血压和睡眠，振作精神，提高思维能力，改善食欲，尤对自觉症状如胸闷、心悸改善尤为明显。

（2）改善血液流变性，降低血浆黏度，改变微血流流态，加速血液循环，提高脏器的供血，维持正常生理功能。

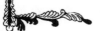

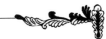

（3）提高机体免疫功能，促进淋巴母细胞转化率和 E 玫瑰花环形成，增强抗病能力。

（4）促进机体蛋白质的合成代谢，提高血浆白蛋白。

（5）保持脏器正常组织结构，有效地保持正常生殖器官的功能，维持生育能力。

（6）促使细胞内代谢废物的排泄，特别是脂褐素的排泄，促使老年斑的消退，减少色素沉着等。这些生理、生化、组织、免疫等衰老指标的改善，都是气血保持平衡的结果，显示益气化瘀、固本清源的法则在抗衰老方面的前景是大有可为的。

疑难病诊治心法

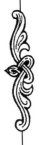

中医疑难病证的概念目前尚无统一定论，临床一般以其病因复杂，症状怪异多变，病机虚实兼夹、寒热错杂，辨证难明，治疗棘手为主要特点。现代难治病是指一些病因不明而缺乏有效治疗方法的疾病。这些疾病并不取决于个别医家的诊疗水平，也不完全受经济文化生活水平和医疗条件的制约。

中医疑难病证与现代难治病在概念与范围等方面既有联系又有区别，例如古代提出的"风、痨、臌、膈"四大疑难病症多属现代难治病的范围。但由于疑难病症的概念较笼统，它可以因时代、地域、医学体系、医疗条件、医疗水平以及经济文化生活条件的不同而异，有的疑难病证难而不疑，有的疑而不难；就疗效而言，有的确属疑难而不能取得较好疗效，但也有的虽属疑难，但只要论治得当，尚能取得较好疗效。疑难病证应具有以下几个特征：①病程漫长，久治不愈；②怪病奇症，症状奇异；③病机复杂，辨证难明；④用药困难，治疗棘手。中医疑难病证的范围较广，现代难治病均应归属于中医疑难病证的范围内，同时，还包括一些病因虽明，但因体质等因素，或失治、误治而引起的宿疾顽症。

我从事疑难病证的研究，学术上推崇气血学说，诊治疑难病证以"气为百病之长""血为百病之胎"为纲，根据疑难病证的缠绵难愈、证候复杂等特点，倡立"久病必有瘀、怪病必有瘀"的理论，并提出"疏其血气，令其条达而致和平"是治疗疑难病证的主要治则，创立"衡法"观点，为诊治疑难病证建立了一套理论和治疗方法。

一、立论于气血学说

1. 人之所有者，血与气耳

气与血是构成人体的基本物质，也是人体生命活动的动力和源泉，它来源于水谷，化生于脏腑，既是脏腑经络功能的动力，又是脏腑功能活动的产物。

气血温煦、濡养脏腑组织，使其能发挥各自的功能，正如《灵枢·脉度》所谓："肺气通于鼻，肺和则鼻能知香臭矣；心气通于舌，心和则舌能知五味矣；肝气通于目，肝和则目能辨五色矣；脾气通于口，脾和则口能知五谷矣；肾气通于耳，肾和则耳能闻五音矣。"《素问·五脏生成》谓："目受血而能视，足受血而能步，掌受血而能握，指受血而能摄。"因此，可以说气血是人体进行生理活动的最基本的物质，气血失和可直接引起各种病变，人体产生的一切病理变

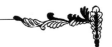

化均与气血相关。

2. 气血以流畅、平衡为贵

气血的流畅和平衡是气血发挥正常生理功能的基础，也是人体健康的基本条件，因为气血生成虽有赖于脏腑功能的生化，但脏腑功能的产生皆须气血的温煦和滋润，气血的畅通及相对平衡，有助于保证脏腑功能的正常进行，有利于气血的生化不已。每一脏腑的气机运动都有固定规律，包括气机运动的方向、循行部位和升降限度，如脾主升发，肺主肃降，心火下煦，肾水上奉，胃主降浊等。如当升不升，反而下降，或当降不降，反而上逆，皆为病态。同时，脏腑间的气机运动又是相互协调，相互配合，升降相因，互为其用，如五脏贮藏精气宜升，六腑传导化物宜降，就五脏而言，肝从左升，肺从右降，心火下煦于肾水，肾水上奉于心火，脾胃居中，连通上下，升清降浊，为气机升降之枢纽等，只有这样，体内气机才能出入不已，升降不止。气的条达通畅，以维持机体内外环境的统一，保证机体的物质代谢和能量转换的动态平衡，不致出现气郁、气滞、气逆、气陷等气机紊乱的病理状态。

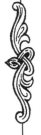

血液循行于血脉之中，由气推动，周流全身，血脉为血液循行的管道，故称为"血府"。血液的循环过程永不停留，血液的正常流行，一则需要有健全周密的脉管，二则需要气的推动，在某些因素作用下，脉道失于固密，气机出现异常，血液就不能正常循行，如血液流出脉管，排出体外，则称之为出血，如血液运行不畅，受到阻滞，或溢出脉外，郁于体内，称之为瘀血。不管是瘀血还是出血，都是"离经之血"，由于离经之血已离开了脉管，失去其发挥作用的条件，所以也丧失了血液的生理功能，而成为病理产物。

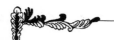

气属阳而生于阴，血属阴而生于阳，血之运行有赖于气的统率，而气之宁谧温煦，则依靠血的濡润，两者对立统一，相互依存。气血平衡是人体正常生理功能的标志，也是平人所须具备的基本条件。气血的正常平衡不是静止和绝对的，而是必须处在动态的平衡中，这是因为人在生长、发育、壮盛、衰老、死亡这个发展过程中，机体内一直进行着一系列复杂的生理活动，不断地进行新陈代谢，为之就需要气机一刻不停顿地进行"升降出入"的运动，血液一刻不停顿地周而复始地循环流动，以完成人体所需要物质的运输和代谢，气血在不断地运动中，又必须保持相对平衡，这样才能各司其职，各自完成其生理功能，如果气血运行失常，则会影响到脏腑、经络、阴阳等各方面功能的协调平衡，五脏六腑、表里内外、四肢九窍就会出现各种病变。

二、辨病以"气为百病之长""血为百病之胎"为纲

1. 气血病变是临床辨证的基础

气血是维持人体正常生命活动的主要物质，借以分析和归纳人体种种生理现象。同时，气血也是各种疾病的病理基础，脏腑经络的病理变化无不影响气血，内、外、妇、儿临床各科的病证无不涉及气血。因此，我认为气血病理变化在八纲、卫气营血、脏腑等辨证方法中，占首要地位。

"辨证"是中医临床的关键，也是治疗与用药的纲领。中医辨证核心是"八纲辨证"，八纲之中，虽无"气血"两字，但气血内容的确尽贯于八纲之中。八纲辨证的总纲是阴阳。人体在正常生理状态中，阴阳双方保持相对平衡，如出现一方偏衰，或一方偏亢，就会出现病理状态。而气血是人

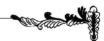

体阴阳的主要物质基础，气血正平，则阴阳平衡，疾患消除。表里辨证与气血关系也极为密切，表证辨证多宗"卫气营血辨证"，而卫属气，营属血；里证不外乎脏腑病变，而脏腑病多与气血相关。虚实辨证更不能舍气血而言虚实，不论何种虚证，多兼有气虚或血虚，不论什么实证，皆与气血瘀滞有关。寒热辨证是两种绝对相反性质的病变，但寒热病变均直接影响气血的正常生化功能，热则煎熬气血，寒则凝涩气血，而气血的寒热病变又直接反映到体征上或症状的寒证与热证上。故我认为气血病变是临床辨证的基础，也是疑难病证的辨证基础。

2. 气血不和，百病乃变化而生

疾病不论来自何方，首先均干扰气血的正常功能，而使之紊乱，以致阴阳失去平衡协调，经脉瘀阻不通，气血循行失常。这既是常见病的发病过程，也是疑难病证的发病规律，疑难病证虽然表现奇异少见，致病因素错综复杂，但在复杂的病变中大多要涉及气血，再而造成脏腑组织功能紊乱，不论是器质性疾病，还是功能性疾病，均是以气血为枢纽。气血通畅不仅反映机体的精、气、血、津液的充盈健旺，也表明脏腑组织生理功能的正常，气血冲和，百病不生，若一旦气滞血凝，脏腑经脉失其所养，功能失常，疾病即随之而起。因此，在诊治疑难病证时，必须重视气血流畅这个重要环节。

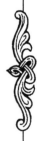

我根据《素问·举痛论》"百病生于气"的理论，曾提出"气为百病之长"之说。气为一身之主，升降出入，周流全身，以温煦内外，使脏腑经络、四肢百骸得以正常活动，若劳倦过度，或情志失调，或六淫外袭，或饮食失节，均可使气机失常，而出现气滞、气逆、气陷等病理状态。气机升

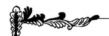

降失常也是导致痰饮、瘀血等病理产物内生的根本原因。血液的流行有赖于气的推动，即所谓"气为血帅"；津液的输布和排泄有赖于气的升降出入运动，则所谓"气能生津"。气机一旦失常，即可产生瘀血、痰饮等病变。气血是疾病发展的两个分期。邪之伤人，始而伤气，继而伤血，或因邪盛，或因正虚，或因失治、误治，邪气久恋不去，必然伏于血分。故我主张对痼疾、顽症、劳伤沉疴、累年积月之内伤杂病、疑难重症等慢性病从血论治。

　　总之，各种疾病的发病情况和病理变化虽然不一，但其病变大多要涉及气血，由于气血失和可产生多种病变，因此可以说气血失和是机体病变和脏腑失调的集中病理反映，它与任何一脏一腑的病理变化都可发生联系，气血失和，循行受阻则会导致脏腑功能紊乱，进而出现功能低下和病理障碍，所以从气血角度辨证，可以把握疾病在机体中的整体病机，通过疏通调和气血就可调整脏腑功能活动，使其从病理状态转至正常生理状态，从而达到治愈疾病目的。

三、久病必有瘀，怪病必有瘀

1. 疑难病证从瘀论治

　　疑难病证大多表现为寒热错杂，虚实并见，邪正混乱，而其病机则均涉及气血。我根据疑难病证之病程缠绵、病因复杂、症状怪异多变的特点，曾提出"久病必有瘀，怪病必有瘀"之论点，认为疑难病证中，瘀血为病尤为多见，无论外感六淫之邪，内伤七情之气，初病气结在经，久病血伤入络，导致气滞血瘀，故瘀血一证，久病多于新病，疑难病多于常见病。

　　久发、频发之病从瘀。病时轻时重，时发时止，年久不

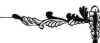

愈的沉疴、顽症、痼疾等疑难病当从瘀论治。初病在气，久病入络是病变发展的规律；疑难病缠绵不去，反复发作，导致体内气血流行受阻，脉络中必有瘀凝。清代医家傅山指出："久病不用活血化瘀，何除年深坚固之沉疾，破日久闭结之瘀滞？"信然！

奇症怪病从瘀。奇症怪病之证无定候，无病位，忽痛忽痒，时上时下，幻听幻视，或有不可明状之苦，其因不可究，既无色诊可查，又无脉症可辨，皆从瘀论治。多因六淫七情，引起气机逆乱，气血乖违；或因失治、误治，病久影响生化之源而致血瘀；或因胎孕产后、外伤等原因所致瘀血停滞，气机失宣，郁滞脉络，着而不去，最终形成难治之证。

久虚羸瘦从瘀。五劳七伤，消耗气血引起极度消瘦虚弱的慢性病，谓之久虚羸瘦，表现为肌肉消瘦，饮食减少，面色黄白，心悸神疲，四肢乏力，或寒或热，或肌肤甲错，面色黧黑。久虚羸瘦，正气不足，推血无力，体内必有瘀血内潜，可从瘀论治。

久积从瘀。积久而不去，多由瘀血内结所致。不论寒积、水积、气积、痰积、湿积，积久则碍气阻血，气血不行，瘀从中生，久积为瘀，久瘀必结，久而为肿为瘤，故久积不愈当从瘀论治。

常法论治不效者从瘀。一些慢性病，或反复发作的疑难病如心脑血管病、慢性肝炎、慢性肾炎、脉管炎、硬皮病及增生性疾病等，视虚补之，视热寒之，视寒热之，或攻补兼施，或寒热并用，常法论治百药不效者，当从瘀论治。这类病证多由气血乖违，机体功能紊乱，以致寒热夹杂，虚实互见，故而攻之无效，补之无益，唯有疏其血气、令气血条

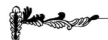

达，方能奏效。

2. 疑难病证的瘀血表现

疑难病证范围广泛，症状怪异多变，而在这些怪异多变的症状中，很多是瘀血证的表现。我在长期诊治疑难病证的实践中，对其瘀血表现进行了归纳。

（1）症状

①一般症状

发热：瘀血证的发热，可有全身发热和局部发热两类。全身发热表现为持续高热不退，或高热伴出血、狂躁，或高热伴局部疼痛，或低热绵绵，或往来寒热，或午后潮热，或周期性发热。局部发热表现为局部红肿疼痛，局部肌肤灼热，或自觉心胸、脘胁、少腹、阴器、咽喉部位发热，但全身又无发热症状。

疼痛：疼痛部位固定不移，痛有定处，拒按，按之痛甚，其痛如绞，或似针刺，痛难立消，缠绵迁延。

出血：吐血、咯血、尿血、便血、崩漏、鼻衄、齿衄、肌衄等，或外伤跌仆致局部出血。其出血特点是量多，出血难止；或反复间断不已，血色暗红；或鲜红，多夹血块；或出血时伴发热、疼痛；或烦躁，或口渴不欲饮等。

胀满：头目、胸胁、脘腹、腰背以及肢体局部胀满，其特点是胀满持久不减，且日益加重。

瘙痒：肌肤瘙痒，或皮里膜外如虫蚁爬行，抓之不及，阵阵而作。

麻木：肢体麻木不仁，或麻如触电，甚则失于感觉，不知寒温。

板滞：肢体牵掣板滞，活动不利，或关节不得屈伸，或颈项不耐转侧，或俯仰不便，或举握受限。

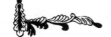

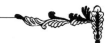

口干：口干而漱水不欲咽。

多梦：少寐多梦，其梦多惊恐险恶，或梦从高处坠落，或梦窒息欲死，或梦腾云飘逸，或被恶梦惊醒。

健忘：心烦失寐，怔忡健忘，或焦虑不安，思绪紊乱，甚则妄言、妄听、妄见。

②各系统症状

心系：心悸怔忡，心痛，神志错乱，癫狂。

肝胆系：寡欢抑郁，多疑多虑，易烦易躁，黄疸日久不退，易怒易暴，喜怒无常。

脾胃系：脘腹疼痛、胀满、灼热，干呕频频，噎膈反胃，不得食，便秘与泄泻交替而作。

肺系：久咳，久喘，久哮，咽燥，梅核气日久不解，咳痰粉红，甚则咳血、咯血。

肾系：少腹胀满拘急，肢体浮肿不退，尿浊、尿血、尿时涩痛、尿时中断、少尿。

（2）体征

毛发：毛发枯萎，干燥，或色泛黄，易折断，易脱落，或毛发中空，或发梢开叉。

面部：颜面部色黑或暗，印堂黧黑，或面部可见暗红色或褐色斑块，或紫色小痣，或面色青紫、暗红。眼圈色暗或黑，暗而少泽。颧部潮红，或暗红。可见红丝赤缕，鼻红起疱，如酒渣鼻。唇色青紫或暗红。颏下色暗。

眼：巩膜瘀浊，或见瘀丝、瘀点、瘀斑或黄染。

舌：舌质紫暗、暗红，或舌有瘀点、瘀斑、血瘤。舌体强直，舌边有紫暗色齿痕，舌下筋脉紫暗，曲张充盈。

颈部：颈部青筋怒张、充盈，瘿瘤肿块，痰核瘰疬，红丝赤缕，蟹爪血丝。

胸部：皮色暗红，或见红丝，胸部膨满。

腹部：腹大如鼓，脐眼突出，青筋暴露，可扪及癥积、痞块，按之疼痛。少腹压之疼痛拘急，或按之板硬。

腰背部：脊柱椎骨肥大、外突，压之疼痛。

四肢：指趾末端杵状增大，爪甲青紫，下肢浮肿，或局部指趾苍白，按之冰凉，或局部指趾端色黑剧痛。

皮肤：皮肤板滞而硬，触之无弹性，或肌肤甲错、干燥、瘙痒，或皮下瘀斑、瘀点，或皮下青紫怒暴，或见肿块、痰核，或见黑痣、紫斑。

（3）病史

久病史：久治不愈的慢性病或顽固疾病，多有瘀血。

手术史：术后血离经脉，久而成瘀，如肠粘连、瘢痕疙瘩等。

月经史：痛经，闭经，月经愆期，经行量少，经色暗而有块。

生育史：男子不育，女子不孕，产后恶露不净，产后崩漏，产后毛发脱落，月经早绝。

生活史：素嗜酒烟，或恣食甘肥，或善悲易怒，或受惊吓，或接触疫水、戾气。

外伤史：外伤后多有瘀血作祟。

其他：有癫痫病、精神病、更年期综合征等病史者均有瘀血。

（4）实验室检查

血液流变学检查：全血黏度、血浆黏度增高，红细胞电泳时间延长，血沉方程K值增大，血球压积增高，纤维蛋白原含量增加，均提示瘀血证。

甲皱微循环检查：异形管襻增加，襻顶瘀血，流速减

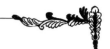

慢，游态异常及微血管周围渗出、出血。

　　心血管功能与血动力学检查：血流量降低，心前区高频阻抗有 PEF 延长、LVE 缩短。

　　心电图及心动超声检查：心肌缺血劳损，心室肥厚，心脏增大，瓣膜病变。

　　超声波、同位素脏器扫描：肝脾肿大，肾盂积水，腔内肿块。

　　放射线检查：肺部炎症、肿块，内脏肿块、溃疡、息肉、憩室。

　　脑血流图、脑电图检查：脑动脉硬化、癫痫等。

　　CT 及血管造影：颅内、脏器等有栓塞、血肿、肿块。

　　血液生化检查：高血脂、乳糜血清、高胆红质等。

　　血常规检查：红细胞、白细胞、血小板增多。

　　其他，血液中找到红斑狼疮细胞，类风湿因子阳性，血沉增快，抗"O"、黏蛋白增高。

　　以上从症状、体征、病史、实验室检查四个方面归纳疑难病证的瘀血表现，临床凡具有两方面四项依据以上者，即可诊断为瘀血证。

四、论治以"疏其血气，令其条达而致和平"为大法

1. 活血化瘀法是治疗疑难病证行之有效的方法

　　活血化瘀法能够疏通脏腑血气，使血液畅通，气机升降有度，从而祛除各种致病因子。因此对疑难病证的治疗有着积极意义。

　　实践证明，活血化瘀法对多种疑难疾病有较为满意的疗效，如慢性肝炎、慢性胃炎、血小板减少性紫癜、血栓性脉

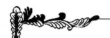

管炎、慢性肾炎、尿毒症、红斑性狼疮、偏头痛、肿瘤、新生儿硬肿症及五官、皮肤等科的疑难病证。我数十年来应用活血化瘀法治疗多种复杂顽固、久治不愈的疾病，不仅在临床上取得疗效，而且在实验研究上也取得了客观指标的支持，曾对其中 565 例疑难病证患者作了血液流变学测定，发现均有血瘀阳性指征，经活血化瘀法治疗好转后，实验室指标也相应好转。

2. 创立"衡法"学说

清代程国彭《医学心悟》提出了汗、吐、下、和、温、清、消、补八种治疗法则的理论，在当时，对继承总结中医治则起了推动作用。但沿习迄今，中医的治疗学已有很大进展，"八法"已不能包括中医学所有的治法。

瘀血是产生气血不和的重要因素，血液循经而行，环流不息，周而复始，濡养全身，若因各种原因（气滞、寒邪、热邪、出血、外伤、久病、生活失宜等）而出现血行不畅，或血液瘀滞，或血不循经而外溢，均可形成血瘀。瘀阻脉道内外，既可影响血液正常流行，又可干扰气机升降出入，以致机体阴阳气血失衡，疾病丛生。活血化瘀法能够疏通气血，调整阴阳，平衡气血，其作用已远远超过"通行血脉，消除瘀血"的含义，既不是"攻法"，又有异于"补法"，所以可以称其为"衡法"。所谓衡者，具有平衡和权衡之义，能较全面反映活血化瘀法的疏通气血、平衡阴阳作用。衡法的组成，以活血化瘀药为主，配以具有行气、益气等作用的药物组合而成，能够调畅气血，平衡阴阳，发挥扶正祛邪、固本清源的作用，适用于阴、阳、表、里、虚、实、寒、热等多种疾病。

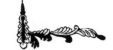

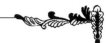

3. 治瘀必须治气

活血化瘀法并非单独地应用活血化瘀药物，而应以"必伏其所主，而先其所因"为原则，结合清除形成血瘀的致病因素，配以其他作用的药物与其他法则兼施备用，这样才能充分发挥活血化瘀的治疗作用。可与行气药、补益药、清热药、祛风湿药、利湿药、祛痰药、止血药、开窍药、逐水攻下药等配伍同用，诚如《医学心悟》所谓："盖一法之中，八法备焉，八法之中，百法备焉。"我根据气血相关的理论，得知形成血瘀的病因众多，但最常见的原因是气机失常，而瘀血一旦形成，反过来又可导致或加重气滞，从而形成恶性循环。因此，在治疗上祛瘀必兼理气，治气亦可治瘀。气行则血行，气滞则血瘀，反之，瘀血阻络，又能阻碍气机运行，故在活血化瘀方剂中，必须配以一些理气之品，以增加行血祛瘀作用，如血府逐瘀汤中用柴胡、枳壳，身痛逐瘀汤用香附，膈下逐瘀汤用香附、乌药、枳壳等。同样，治气亦可治瘀，如气虚不能推动血液运行，使血行不畅以至瘀滞，因此，在治疗上，对于气虚瘀阻之证，应采用补气活血法，使气旺而促血行。

五、治疗疑难病证的主要方法

辨治各种病证，或从气治，或从血治，或气血双治，处方用药多从"通"字着眼，以调气血而安脏腑为治疗原则。若病邪阻遏气血属实证者，则用疏通法；若因脏腑虚弱致使气血不通者，则用通补法。通过调畅气血，以达到"疏其血气，令其条达而致和平"的治疗目的。

1. 从气论治

（1）疏畅气机法 历代有调气、疏气、理气、利气、行

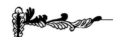

气等名称，其含义均为疏畅气机，此法是针对郁证的一种治疗方法。郁证系指情志怫郁，气机不畅所致的一类疾病总称。肝主疏泄，斡旋周身阴阳气血，使人的精神活动、水谷运化、气血输布、三焦气化、水液代谢皆宣通条达，一旦肝失常度，则阴阳失调，气血乖违，于是气滞、血瘀、痰生、火起、风动，诸疾丛生。治郁先理气，气行郁自畅，通过疏畅气机，不仅能疏肝解郁，而且可借以根治多脏腑病变，故临床辨证用药，不论是补剂、攻剂，包括化痰、利湿、活血等方中，均配以疏畅气机之法，如取小茴香、乌药配泽泻治水肿，檀香配生麦芽治食滞，生紫菀配火麻仁治便秘。对气郁甚者则取芳香开窍之品，借取辛香走窜之性，以畅气开郁。如用苏合香丸治顽固性胸脘胁痛，以麝香治厥逆、神经性呕吐、呃逆、耳聋等，每能药到病除。

临床所及，气机郁滞以肝、肺、胃病变最为多见，因肝气易郁结，肺气易壅逆，胃气易阻滞，每用逍遥散化裁统治，以疏畅气机，使气血平和，循环无阻，达到五脏六腑协调、邪祛正安的目的，如取逍遥散加黛蛤散等治支气管扩张咯血，加山羊角、石决明等治高血压病，加生蒲黄、葛根等治冠心病心绞痛，加平地木、仙人对坐草治乙型肝炎，合四逆散治慢性胃炎，合痛泻要方治结肠炎，合化瘀赞育汤治不孕不育症等。若气郁化火，兼有痰热者，则取柴胡加龙骨牡蛎汤加减，此方以小柴胡汤之半去甘草加桂枝，意在疏畅肝气，加茯苓、大黄清泄痰热，佐以龙骨、牡蛎重镇邪热所扰之魂魄，加铅丹之重坠者，以驱膈上之痰，因其有毒，且对胃肠有刺激等副作用，常用代赭石替代之。临床对脑动脉硬化、震颤麻痹、顽固性失眠、癫痫等难治病，凡属肝胆郁热，痰浊内扰者，取此方加减治之，多可取效。

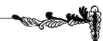

（2）升降气机法　适用于气机升降失常之证。气机升降出入是维持人体内外环境动态平衡的保证，六淫七情可使脏气偏胜偏衰，偏盛则气机升降太过，偏衰则气机升降不及。气机升降不顺其常，当升反降，应降反升，导致脏腑之间升降紊乱，从而呈现症状错综复杂，病理虚实夹杂、清浊相干的状态，治疗当用升降气机法。

脾胃为气机升降枢纽，脾主升清，胃主通降，为生化之本。若脾气失健而不升，胃气失和而不降，气机升降失常，湿、痰、瘀诸邪内生，则心下痞满、脘胁胀痛、形体日瘦等症迭起。苍术气香而性燥，统治三焦湿浊，质重而味厚，以导胃气下降，配以升麻质轻而味薄，引脾气上腾，二味相配，俾清气得以升发，浊气得以下泄，临床辨证加入诸方中，用治慢性胃炎、胃下垂、胃肠功能紊乱、慢性肝炎、胆囊炎、胰腺炎等，颇多效验。

临床推崇"脾统四脏"之说，脾胃健旺，五脏六腑的气机升降就有动力来源，因此常用升降气机法治疗全身多种疾病，如枳壳配桔梗升降气机治冠心病，柴胡配青皮宽胸畅中治肝胆疾病，升麻配乌药、茯苓提壶揭盖治泌尿系统疾病，葛根配枳实升清降浊治结肠炎等。

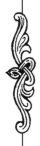

肝以升发为顺，肺以宣降为常。由于肝藏血，肺主气，故肝肺的升降实质上也是气血的升降。若肝气横逆，肺失宣降，则一身气血皆滞。肝肺升降失常的调理，是一个重要方面，因肺失宣降则木受金刑，致肝气不得升发，正如王孟英所谓："清肃之令不行，升降之机亦窒。"治疗疑难病常用"轻可去实"之法，以质地轻扬，气味轻薄之品，性能宣透通达，归经入肺，有助于恢复肺的宣降本性，使气机升降有度。如取辛夷花、苍耳子宣通肺窍治过敏性鼻炎，石楠叶、

苦丁茶苦泄降气治神经性头痛，紫菀启上开下治二便不利，桑叶、桑皮引药入肺治面部色素沉着等，往往一举中的。

（3）降气平逆法　此法能使上逆之气得以平顺，所以又称平气、顺气法，多用于肺气上逆、肝气上逆等证。因呼吸系统的疑难病症多缘肺失宣肃而起，对咳呛频繁、喘促胸闷、痰多气涌、头胀目眩等肺气上逆证，论治用药每参以葶苈子、苏子、旋覆花、枇杷叶等肃肺之品，以冀上逆之肺气得以肃降，葶苈子能疗肺壅上气咳嗽，止喘促，除胸中痰饮，集降气、消痰、平喘诸作用，凡宜肃降肺气者，不必见痰壅热盛，即可投之。如咽痒咳喘，痰黏难出等热症，则取麻杏石甘汤加葶苈子等清热肃肺；痰多白沫，形寒神怯属寒症者，则用小青龙汤、麻黄附子细辛汤加葶苈子等温经肃肺，先发制人，一鼓而下，往往立竿见影。

根据《内经》"怒则气上"之说，认为精神系统的疑难病证与肝气上逆相关，对精神分裂症、癫痫、老年性痴呆、神经衰弱等难治病，习用金石药与蚧类药以重镇降气。如对狂躁为主症者，选用生铁落和桃核承气汤以平逆泻火；若见健忘失眠、幻听幻觉者，则首选磁石配菖蒲、蒲黄、丹参等降逆活血开窍；兼有盗汗、遗精者，则用龙骨、牡蛎以收敛肝气；伴有头晕目眩、两耳作鸣者，则重用山羊角、生石决，并配以通天草、海藻、钩藤等平肝潜阳。气有余便是火，气降即火降，降气法除具有平顺上逆之气外，尚有降火作用。气火逆乱，则脉络不宁，血溢脉外而导致出血，故降气平逆法是治疗血证的主要疗法之一。我宗缪希雍"宜降气不宜降火"之法，首选降香折其逆气，既能降气以降火，又可止血而不留瘀，用于血证，有一举两得之妙。此外，我在治疗出血重症时，还配合应用外治法，以平逆降气，如取附

子粉、姜汁调敷两足涌泉穴，或用生大黄、鸡子清调敷两太阳穴等，临床屡用屡验。

（4）补气升阳法　此法是李东垣治疗脾胃内伤病症的重要大法，李氏认为"脾胃内伤，百病由生"，病理关键在于脾胃虚弱，阳气不升，故在治疗上强调补脾胃之气，升阳明之气，使脾胃健，纳运旺，升降协，元气充，则诸病可愈。如湿浊等邪久羁不去，用参、芪等甘药补气，配升麻、柴胡、葛根等辛药升发脾阳以胜湿，临床每取李氏清暑益气汤化裁，治冠心病、心肌梗死、心肌疾病、胃病、肝胆病以及肾炎、尿毒症等属中气本虚，又感湿热之邪的病症，颇有验效。我在临床上特别赏识升麻的功效，升麻体轻上升，味辛升散，最能疏引脾胃之气上升。

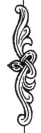

补气升阳法还具有引血上行的作用，清阳之气出上窍，实四肢，发腠理，血液上行于脑，亦全赖清阳之气的升发，人体随着年龄的增长，清阳之气日渐衰弱，以致气血上奉渐至减少，血气不升，脑络失养，则头痛，眩晕，健忘及清窍失聪，诸如高血压病、脑动脉硬化、老年性痴呆等病丛生。每以补气升阳为基础，而辅以散风之类，如蔓荆子、葛根、细辛、白芷等，再加入川芎、赤芍、桃仁、红花等活血化瘀之品以调整气血升降，引血上行，对眩晕绵绵，遇劳更甚，少气懒言，脉细，舌淡紫，苔薄等气虚兼有清窍失聪者最为合拍。

（5）通补阳气法　由于外邪侵袭，或情志、饮食失常，影响脏腑经络，而使阳气痹阻，或致阳气衰惫，不能输布津液，运行血液，引起水液内停，血涩成瘀，发展到慢性阶段时，阳气亏虚和痹阻表现更为突出。治此着眼于温补和宣通阳气，阳气旺盛，运行通畅，不仅能激发脏腑恢复正常的生

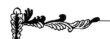

理功能，而且阳气一旦振奋，即可迅速动员全身的抗病能力
与病邪相争，促使病邪消散，经络骤通，诸窍豁然，疾病得
以改善。

病属邪痹阳遏，则用通阳法；因脏腑阳虚而元真不通
者，则用补阳法。由于疑难病证病情复杂，每每虚实相随，
正邪互变，更多的是将通阳法与温阳法熔于一炉，即在辨证
基础上加附子治之。附子为补命门真火第一要药，其性雄慓
悍，力宏效捷，走窜十二经脉，既行气分，又入血分，既能
通阳，又可温阳，虽辛烈有毒，但配以生地甘润制其燥，佐
以甘草，缓制其毒，则其应用范围大为扩大。如取附子加入
滋肾通关丸治肾盂结石；配以苓桂术甘汤防治支气管哮喘；
伍入补中益气汤治重症肌无力；佐以六味地黄丸治尿毒症、
肝硬化腹水等，随证配伍，皆有疗效。

心居阳位，为清旷之区，诸阳受气于胸中，如心阳不
振，则血脉失畅，胸痹、心痛之症即发。据此，用《伤寒
论》少阳病方剂治疗心血管病，疗效显著。如取麻黄附子细
辛汤治慢性肺源性心脏病，由于咳喘日久，肺病及肾，正气
不固，屡招寒袭，形成肺蕴寒饮，肾虚不纳的病理状态，症
见咳喘气短，咯痰白沫，遇寒频发，胸痞心悸，肢体浮肿，
脉沉细等，治疗亟当宣肺散寒，补肾温阳，方用麻黄附子细
辛汤最为合拍，方中麻黄虽治咳喘，但作用在肺，其效甚
暂，必与附子配伍，肺肾同治，内外衔调，方可使风寒散而
阳自归，精得藏而阴不扰。细辛入肺、肾二经，功能温饮定
喘，用量须达 4.5~9 克才能起效，其虽辛散有余，但合以
附子，则可泻肺纳肾，攻补兼顾，常与小青龙汤、三子养亲
汤、苓桂术甘汤同用，有相得益彰之功。取附子汤治疗冠心
病、心绞痛及心肌梗死等引起的胸痛，多伴有痛势彻背，神

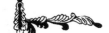

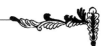

萎乏力，汗时自出，舌淡质紫，脉沉弱等，其实质多属阳虚阴凝，阳虚为本，阴凝为标，立法用药当以温阳为主，用于冠心病，不仅止痛效果明显，且疗效巩固持久。如胸闷心悸者加丹参、葛根；胸痛剧烈者，加参三七、血竭；唇青舌紫者加莪术、水蛭等。取通脉四逆汤治病态窦房结综合征，所表现的脉象如沉、迟、涩、结、代等证，病机为阳气衰惫，寒凝血脉，立法务必峻补阳气，逐寒通脉，方用通脉四逆汤大辛大热之剂，意在离照当空，阴霾自去，则脉复出，临证化裁，如神疲气短者加党参、黄芪以补气，舌红口干者加麦冬、五味子以养阴，胸闷不舒者加郁金、菖蒲以开郁等。

2. 从血论治

（1）清热活血法　取活血药与清热药同用，适用于血热瘀血证。热毒内遏可熬血成瘀，瘀血郁结也可蕴热化毒，形成瘀热，多见于各种创伤性炎症、病毒感染、慢性溃疡、变态反应性炎症及结缔组织疾病、出血性疾病、肿瘤等疑难病症。各种感染发热，若多用寒凉，往往会导致血受寒则凝之弊，治疗用药则宜"温病用凉药需佐以活血化瘀之品，始不致于有冰伏之虞"，于清热解毒方药中加入丹参、丹皮、桃仁、赤芍等化瘀之药，可提高疗效，并能防止血瘀形成。而瘀血郁而发热则属内伤发热，起病缓慢而缠绵，久治不愈，因血瘀部位不同则发热程度也有所区别。临床则以仙方活命饮、清营汤、犀角地黄汤、清宣瘀热汤、犀泽汤等辨证施治，待瘀消热去，气通血活。

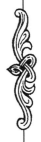

犀泽汤是治疗慢性乙型肝炎的经验方，由广犀角、泽兰、苍术、仙人对坐草、土茯苓、平地木、败酱草组成，功能清热解毒、疏肝活血。乙型肝炎的病变过程与"温疫""湿温"等温病传变规律相似，病邪由外而入，初期多兼恶寒、

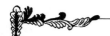

发热等卫分症状，随着病情发展，相继出现气分、营分、血分的证候。慢性乙型肝炎病久不愈，病机多为湿热毒邪浸淫营血，其缠绵难祛和蔓延流注的特点尤为显著，若从气分论治，投以疏肝理气、清气泄热之剂，虽也有效，但疗效不显，病易反复。犀泽汤以广犀角、泽兰、苍术为主药，清营解毒，泄热祛湿，并配以败酱草辅犀角、泽兰凉血解毒；取仙人对坐草、土茯苓、平地木佐苍术祛湿开郁。诸药同用，共奏清营泄热、祛湿解毒、开郁活血之功。方中犀角、苍术对慢性乙型肝炎有特殊疗效，犀角不仅能凉血，还能解毒，临床发现其对乙型肝炎 HBsAg 阳性及 SGPT 长期不降者有良效。苍术苦温，为燥湿要药，与犀角同用，凉血而无寒凝之虑，燥湿而无助火之弊，擅长搜剔营分湿热之邪。经用犀泽汤治疗病情好转，HBsAg 转阴后，为预防其复发，习用犀泽汤改制为丸剂，再服 1~2 个疗程，以巩固疗效。

（2）温经活血法　取活血药与温里药同用，适用于寒凝血瘀证。血气者，喜温而恶寒，得温则流，得寒则凝，寒为阴邪，其性收引，能抑阳而凝血，血气为之运行不周，渗透不遍。温经活血法能使阳复寒去而促瘀化，故能主治寒邪内伏或阳虚阴凝，血液凝滞不通而致的手足厥冷、脉细欲绝、头痛、胸痛、腹痛、舌淡苔白等证。温里药如附子、肉桂、桂枝、仙灵脾、仙茅、巴戟天等与活血药配伍，能加强推动活血化瘀的功效，且能兴奋强化机体内多系统的功能，因此对寒凝血瘀证的充血性心力衰竭、病态窦房结综合征、冠心病心绞痛、慢性肾功能衰竭、垂体功能衰退、阿狄森病、顽固性哮喘、硬皮病、不育、不孕等功能低下的疑难病证常有良效。常用方剂如少腹逐瘀汤、化瘀赞育汤、温经汤、当归

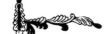

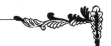

四逆加吴茱萸生姜汤等。

化瘀赞育汤是治疗男科疾病的经验方，男科疾病不仅与肾有关，更与肝相关，肝体阴而用阳，职司疏泄，性喜条达而恶抑郁，若情志不遂，抑郁不乐，必然导致肝气郁结，气滞日久，血流不畅，足厥阴经脉为之失养，则"阴器不用"。肾与肝在生理病理上常相互影响，肾之封蛰溢泻必赖肝之疏泄，而肾精亏损又可致肝血不足或肝气失畅，因此，温经补肾，活血疏肝是治疗男科疾病行之有效的途径。化瘀赞育汤以柴胡、枳壳疏理气机，桃红四物汤活血祛瘀，气血双调，其治在肝；熟地以滋养肾精，紫石英温补肾阳，阴阳平补，其治在肾；加入桔梗、牛膝提上利下，贯通血脉，疏肝气之郁滞，化血脉之瘀结，而使肾气得以振奋。用治阳痿不育、早泄、不射精、睾丸肿痛、阴囊萎缩等男科疾病多验，对久服补肾药，实其所实者的坏病尤宜。

（3）活血止血法　取活血药与止血药同用，有相反相成的作用，适用于血瘀出血证。凡出血必有瘀血停滞体内脉外，瘀血不去，血难循经而行，以致出血反复不止，若单用止血法往往难以奏效。当以去蓄利瘀，使血返故道，不止血而血自止，临床所见的咳吐呕血，其色紫黑或鲜红有块，或便血如漆，或尿血作痛，或肌衄累累，均为血瘀出血之象。治宜活血以止血，如用止血粉（土大黄、生蒲黄、白及）治胃与十二指肠溃疡出血；投花蕊石散以治咯血、便血、溲血；以水蛭粉吞服治小脑血肿；用生蒲黄、参三七治眼底出血；取贯众、益母草治子宫功能性出血；用马勃、生蒲黄外敷治舌衄等，皆有化瘀止血之义。

造血系统的疑难病证，如再生障碍性贫血、白血病、血小板病等，多与瘀血有关，这些疾病所表现的反复出血不

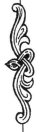

止，正是瘀血作祟的证明。如肝脾肿大、贫血及全身衰竭等，也与瘀血证相关，其血瘀内结是肝脾肿大的主要原因。而严重贫血和全身衰竭相似于中医的"虚劳"证，由于血液亏损，脉道流行迟缓形成血瘀，脏腑经络为之失养，而致虚劳。我习用活血化瘀法治疗造血系统的疑难病证，对病情虚实寒热错杂者，则以辨证论治为主，适当加入丹参、鸡血藤、当归、桃仁、红花、赤芍、三棱、莪术等活血化瘀之品；对瘀血证明显者则以桃红四物汤加减治之。此方寓祛瘀于养血之中，通补相兼，攻而不伐，补而不凝，有活血不伤正，止血而不留瘀之功，若血象低下者，加升麻升清提阳，虎杖化瘀降浊，两药相使，升清降浊，以鼓舞气血生长；形寒肢冷，阳虚弱者，加补骨脂、肉桂、鹿角、牛骨髓等以温补肾阳，刺激骨髓再生；纳呆腹胀，脾失健运者，加苍白术、檀香、生麦芽等以运脾健胃，促进药物吸收，寓"上下交损，当治中焦"之意。

（4）活血通络法　取活血药与通络之类药同用，适用于络脉瘀阻证。外感六淫，内伤七情，饮食劳倦等均能致气血阻滞而伤经络，经络中气血阻滞，运行不畅，当升不升，当降不降，可引起脏腑病变。初为气结在经，症见胀痛无形，久则血伤入络，症见刺痛有形，由于络脉痹窒，败血瘀留而成顽痛、癥积、疟母、内疝等疑难病证。我习用辛温通络之品，如桂枝、小茴香、威灵仙、羌独活等与活血药配伍，谓其既能引诸药直达病灶而发挥药效，且辛温之药大多具有辛香理气，温通血脉的作用，能推动气血运行，促进脏腑功能活动，有利于气滞血瘀，瘀阻络脉等病证的消除。对络病日深，血液凝坚的沉疴痼疾、络脉久痹则非一般辛温通络之品所能获效，我效叶天士"每取虫蚁迅速，飞走诸灵，俾飞

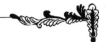

者升，走者降，血无凝著，气可宣通"之法，投以水蛭、全蝎、蜂房、䗪虫等虫蚁之类以搜剔络脉之瘀血，松动其病根。临床多以活血药为基本方，配以僵蚕、蝉衣、白芷等治过敏性鼻炎；辅以桂枝、地龙、大黄䗪虫丸等治多发性缩窄性大动脉炎；佐以五灵脂、小茴香、肉桂治妇人痛经、不孕；并自拟消瘤丸（水蛭、牡蛎、延胡索等）治血管瘤。

龙马定痛丹治顽痹，渊出王清任之"龙马自来丹"，原方用治痫证、瘫腿。经长期临床验证，修改方剂组成和扩大治疗范围，定名为"龙马定痛丹"，应用 30 余年，经治风湿性关节炎、类风湿性关节炎、痛风性关节炎、颈椎病、肩周炎、退行性关节炎、雷诺氏病、腰肌劳损等 2000 余例，效果满意。龙马定痛丹由马钱子、地鳖虫、地龙、全蝎、朱砂等组成。马钱子苦寒有毒，具活血通络、止痛消肿功效，经土炒香炸，其毒性则减，配以破血通络的地鳖虫，祛风止痛的全蝎，善于走窜的地龙，则有活血脉、化瘀血、祛风湿、止痹痛的功效，经实验研究，龙马定痛丹对躯体性疼痛有较强的止痛效果，且发生作用快，维持时间长，是一新型的复方止痛剂。

（5）活血祛痰法　取活血药与祛痰药同用，适用于痰瘀交结证。古人素有"怪病多痰"之说，其实津血同源，若机体失其常度，则熬津为痰，凝血为瘀，以致痰瘀互结为患，临床所见的冠心病、高脂血症、脑血管病、老年性痴呆、尿结石、哮喘、类风湿性关节炎、癫痫等疑难病证，均有痰瘀交结之象。常配的祛痰药如半夏、南星、陈皮、白芥子等。临床尤其赏用生半夏，以水洗之，即可入药，未经制用，佐以少量生姜以制其毒，随证配伍，治疗疑难病证辄能事半功倍，如取生半夏配黄连、竹茹、砂仁等治顽固性呕恶；配干

姜、细辛、五味子治寒饮哮喘；配胆星、郁金、菖蒲治癫痫，每能得心应手。

"怪病多瘀"与"怪病多痰"互相影响，用药必须兼顾，脉舌互参，辨证施治。若患者形体肥胖，舌苔浊腻而垢，口甜而黏，脉沉弦细滑，治宜化痰为主，方用黄连温胆汤、瓜蒌薤白汤化裁；如患者面色黧黑，唇青舌紫，癥瘕积聚，脉沉迟涩，或弦紧，当以活血为主，方选桃红四物汤、血府逐瘀汤加减。如选半夏、茯苓、陈皮、枳壳、桔梗、丹参、川芎、降香以宣痹化饮，活血通脉治冠心病心绞痛；以通窍活血汤合黄连温胆汤活血安神，豁痰开窍治老年性痴呆；取虎杖、山楂、决明子、苍白术祛血中之痰浊治高脂血症；用血府逐瘀汤加白芥子、甘遂等治泌尿道结石合并肾盂积水等。

3. 气血双治

（1）理气活血法　取活血药与理气药同用，是最常用的相使配伍法，适用于气滞血瘀或血瘀气滞证。气为血帅，血随气以周流百脉，气滞可以引起血瘀，血瘀也可导致气滞。凡六淫七情侵袭，气血阴阳乖违，或病久入络，血瘀气滞，皆使气血胶结不解，故气滞血瘀所致的"久病"、"怪病"最为常见，治当理气化瘀，宣畅气机，临床可根据其所滞部位之不同而选用相应的方药。如取丹参饮加味治慢性胃炎；膈下逐瘀汤治溃疡性结肠炎；身痛逐瘀汤治类风湿性关节炎；癫狂梦醒汤治癫狂等。

临床常以血府逐瘀汤为主方，随证加减，治疗多种疑难病证。如根据"足厥阴肝经环阴器"的理论，取血府逐瘀汤改生地为熟地，加紫石英、韭菜子、蛇床子等治泌尿生殖系统疑难病证，如阳痿、早泄、不射精、睾丸炎、遗尿等；以"肺主皮毛"为依据，加桑叶、桑白皮疏风宣肺，引药入肺

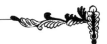

治面部色素沉着、鼻部疾病及多种皮肤病；加磁朱丸或生铁落饮治疗和预防长期失眠的神经衰弱、精神分裂症；配指迷茯苓丸或礞石滚痰丸，或加入生半夏，痰瘀同治以疗癫痫；原方倍桔梗宣畅肺气以治咽炎、久咳；加升麻益气升阳治失音等。若气滞甚者加檀香或降香、夹外感者加苏叶；有湿阻苔腻者加苍术、川朴；偏热者去川芎，加鲜生地；便溏者去生地、桃仁，加苍白术等。对药物剂量也随证之轻重而增减，如川芎散风理气、活血化瘀，分别治胁痛、疗胸痹、散血积、愈头风，用量也有4.5克、9克、15克乃至30克不等。

（2）益气活血法　取活血药与补气药同用，适用于气虚血瘀证。气盛则血流滑疾，百脉调达，若病久脏气受伐，气弱则血流迟缓，运行涩滞，乃致瘀血。症见病痛绵绵，劳则尤甚，气短乏力，舌淡紫，脉涩无力等，治宜益气活血，以求气旺而血行畅，瘀化而脉道通。活血药与补气药配伍，其效相得益彰，活血药既有助于气血运行，逐瘀血之隐患，并能消除补药之黏腻，为补法发挥药效扫清障碍。滑伯仁谓每加行血药于补剂中，其效倍捷。补阳还五汤为益气活血法的典范方剂，用于心脑血管病、顽固性水肿、遗尿、肾结石等属气虚血瘀者，多获良效。

我在生命科学的研究中，发现人体进入老年，由于长期受到七情、六淫、外伤跌仆以及各种疾病的干扰，势必影响气血的正常循行，出现流通受阻，瘀血停滞，从而使脏腑得不到气血的正常濡养，生理功能无法正常发挥，造成痰浊等病理产物内生，而加重瘀血的程度，形成恶性循环，最终导致脏腑虚衰，精气神亏耗，机体衰老，并选用黄芪、川芎、红花等益气活血药组成"衡法冲剂"进行延缓衰老的研究。经实验与临床观察，发现其能明显延长果蝇寿命，提高小鼠

的学习和记忆能力，保护正常生殖器官，维持生育能力，保持家兔的脏器正常组织结构，显著改善老年人的衰老症状，提高机体免疫功能和改善血液流变性等，证实其确有良好的延缓衰老的效果。

冠心病是老年人最常见的疾病，其病机多为脏气不足，瘀滞心脉。若纯用参、芪益气，则愈补气愈滞，血愈壅；单用芎、芍活血，则愈通气愈耗，血愈亏，具有实不受攻，虚不受补的特点。自拟益心汤，取补气与活血同用，通补兼施，方中重用党参、黄芪养心益气为君；辅以葛根、川芎、丹参、赤芍、山楂、降香活血通脉为臣，君臣相配，旨在益气活血，俾气足则助血行，血行则血瘀除；佐以微寒之决明子，疏通上下气机，以增活血之力；使以菖蒲引诸入心，开窍通络。诸药合用，共奏益气养心，行气活血，祛瘀止痛之功，用于冠心病、心肌梗死、心肌炎等病，颇多治验。

热、痛、血、厥探源

一、治疗内科急症的学术思想

1. 法贯一元论，系统看急症

我的临床思维踪迹，基本上先有演绎，再有归纳，其中互贯着"一元论"思想。一元论思想的根本特点是从现象的不同组合来判断现象系统证候的特异性质。内科急症热、痛、血、厥四大证象，既相对独立、又相互联系，在温病范畴内这种联系尤为突出，它们演化的规律呈明显的系统性。

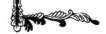

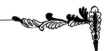

见下表：

　　高热（实热内盛）　疼痛（急痛——气血不通）
　　　　（湿热内蕴）　　　（亚急痛——气血不荣）
　　厥　　（气血逆乱）　血证（出血——血热妄行）
　　　　　　　　　　　　　　（潜在出血——热灼血络）

　　中医急症的临床研究，首先是总结四大证的辨证论治规律，温病卫气营血是对外感类疾病传变的高度概括。从众多的病例观察中发现大多数均具有温病卫气营血的证候特点，按此辨证，专用中药治疗，多能收到满意效果，这已为中西医所公认。它不仅适用于传染病，而且适用于内科疾病的非传染性的感染性疾病。

　　经大量资料分析，外感证候表现以气分证为最多，其次卫分证。症在卫分基本不发生逆变，而热盛于气分，如不加阻遏常有逆传变症的危险。因此，把握住气分高热关，用药制止逆传即能大大减少急痛、急性出血、厥脱的发生。逆传之初，常以痉惊为先兆，热毒内侵应严密观察机体的反应性，"数法联用，菌毒并治"，围追既病，不使滋漫，阻截变症，先法制病。同时主张"安内攘外"治则，救疗必须兼备两手，"战不嫌狠、抚不嫌稳"。无论病毒、菌毒、热毒，病机均在一"毒"字，毒不去热不清，毒入里变症起，故当未雨绸缪发于机先，务使未受邪之地稳住，不致正怯邪陷。推崇张景岳药中四维之说，"附子、大黄乱世之良将，人参、熟地治世之良相"，但在具体运用上，败毒喜大黄、石膏联用，剿抚则大黄、附子并投。扶正区别阴阳，养阴每以熟地易鲜生地，用参以伤阴程度由轻到重，选用南北沙参、玄参、珠儿参、皮尾参、西洋参。补阳以别直参加附子，平补则取生晒参。对药物的配伍、组合和方剂的加减化裁，配伍

组合要突出一元论，加减化裁要体现系统性，在急症中运用清热解毒方药，强调增效与减毒的问题，清热必须适时与通腑、凉血、养阴、醒脑药物并用，解毒则协同活血化瘀、攻下、清营、透邪。

2. 辨证与辨病，推陈以出新

余遵循中医理论，应用现代科学方法对中医急症的病因病机进行了系统观察。中医抢救中尤其要注意疾病的新动向，比如菌群失调、二重感染、抗生素产生耐药性等问题，古代文献缺乏记载，得靠自己摸索路子。近年来在急症工作中较多地采用了辨证与辨病相结合的方法，对整个病情有了更全面的了解，把现代医学侧重病因和病理形态的诊断与中医侧重全身病理生理的疾病反应状态的诊断结合起来，它既体现了中医辨证论治的精神，也摸索出一些对证型有参考意义的客观指标，丰富了诊断的深度和广度。

瘀血证诊断法即以症状、体征、病史、实验室四大检测系统为依据。

从辨证入手，是开展中医急症临床研究的先决条件，而辨病不仅仅在于对中医学说进行论证，提供具有说服力的根据，更重要的是要对中医学术的补充、完善和发展作出贡献，目的是为中医辨证提高一步，建立一套病因、病机、病位、病性四位一体的综合认识。提出了证——理——效鼎足三要素观点。抓住症，通过对症的客观指标的宏观和微观辨证，以中医理论为基点，进行临床验证和实验室研究，再反过来把证的病理生理学基础和临床表现的特点用新的理论阐明出来，如内科急症最常用治则清热解毒、通腑攻下、活血化瘀、益气养阴的疗效机理，主要在于增强机体的非特异性抗感染能力和机体对感染的反应性调整应激能力，通过这两

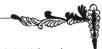

大功能的论证，对因文献中缺乏记载的菌群失调诸问题，也就迎刃而解了。

3. 博学与精专，师古不泥迹

学习中医是由懂→通→精→化→神的过程，每一环节都不可缺少，对一般中医的要求在懂和通，而高层次的中医必需在此基础上达到精、化、神的境界。推崇传统中医理论，但不墨守陈规，而是不断探索出新的理论观点。

博览群书才能博学多技，陶宏景有名句言叫"一物不知，儒者之耻"。要扩大视野，丰富知识，要善于总结前人经验，要敢于提出自己观点。比如《内经》气（指客来邪气）血以并，阴阳相倾，气乱于卫，血逆于经与吴又可"客邪贵乎早逐"两种认识结合起来，急症热病用药应药不厌凉，凉不厌早，阳明是邪、热、毒、瘀交溷之区，推荐石膏、大黄二药，石膏泄在经之热独擅其长，大黄通在腑之热堪称良将。对痛证，《内经》明训"血气离居，一实一虚"，对痛无补法提出了异议，急痛大多在气血不通，亚急痛则更多在气血不荣。不通与不荣是疼痛一个问题的两个侧面，运用"衡法"理论治疗能"击其中应及两端"。对于血证，唐容川有"止血、消瘀、宁血、补血"通治四则，创"血无止法"之论，审证求因，血证病机在气、病理在瘀，辟唐容川"止血"为先的认识。如大黄撤热有釜底抽薪之力，降火有导龙归海之功，入血直能凉血化瘀、推陈致新。大黄一专多能，世人多畏其峻利，实属因噎废食。厥证，发展了《内经·厥论》中"盛则泻之，虚则补之"的观点，厥脱分"邪毒极盛""正气大虚""邪毒将闭或已闭""正气欲脱或已脱"四型辨证，为厥脱的救疗提供了一个比较全面的、更具概括性的研究思路。

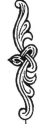

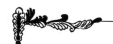

二、治疗内科急症的临床经验

1. 高热

（1）热症大纲　郁、结、蕴、伤

发热的病因现代医学分为感染性和非感染性两大类。感染性发热见于各种传染性疾病和感染性疾病，非感染性发热见于血液病、变态反应病、恶性肿瘤、结缔组织病、物理性及化学性损害、神经源性以及其他疾病。

中医则从病机分类，以邪正相争的态势可分为郁热、结热、蕴热、伤阴致热或气阴两伤发热。发热是机体对热邪的一种全身性反应，一般说，初、中期由于正邪剧争，阳热亢盛。若有寒温外束，或有瘀、痰、食内滞，热必郁而不发，继则留结为患。及于末期，邪热久羁，阴虚而阳热仍炽常呈虚实夹杂之候，其热蕴伏，邪无正气推送，或热久耗气伤津，劫精涸液，转为虚家发热。随着不同的病理机转，发热表现亦不尽相同，要使正确鉴别各种发热性质，必须结合全身症状表现进行。

①壮热　多见于肺卫之邪顺传阳明的阶段，或有外邪阻滞羁绊。此时患者多恶寒罢，发热转甚，灼灼炽手，蒸蒸汗出，是表邪入里达于气分的标志，其时由于里热蒸迫，同时伴有汗多烦渴等症。

②日晡潮热　为热结阳明腑实的热象表现，日晡为阳明经气值旺之时，正邪相争益甚，患者午前开始发热至日晡热象明显上升，伴有大便秘结、腹满硬痛。

③身热不扬　发热时有起伏，为湿中蕴热，热为湿遏，多见于湿温病湿热蕴阻气分阶段，伴有胸中窒闷、泛恶、神呆、面垢等象。

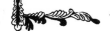

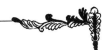

④身热夜甚　入暮以后，热势上升，为邪热及于营分之征。营血属阴，邪热消烁营阴，其发故在阴盛之际，发则身热如炽，因营阴不足，固当无汗。舌质绛红，脉细数。若有汗，当察看颈部有否红疹透露，有则是为邪气已显外泄之机，倘无汗必深入血分。

⑤身热肢厥　热伏于血分，阳气不能通达四末，邪热郁伏愈深，肢厥愈甚，所以有"热深厥亦深，热微厥亦微"之说。常继发于阳明热盛，阳明热结、热闭心包之后。其时多伴有胸腹灼热，烦躁不已，脉数，苔焦黄或灰黑干燥。

中医病机分类，确实有其优越性。检测体温的高低，只能探明发热的轻重程度，不能代表邪热的轻重程度；免疫机能及白细胞的化验，只能说明机体反应性的状态，作为正气抗邪能力的佐证，不能取代邪正相争态势的总体判断；病原学的检测有助于中医对因治疗药物选用时参考，不能替代中医外感六淫病因辨证。中医学术上这些独到之处，来源于独特的理论体系，中医急症发热的辨证论治必须保持中医特色，同时吸取和利用现代检测手段，"为我所用"，而不是异化。

（2）卫表先汗　变通有四

治邪在表卫的原则，总结为八字"风从表解，热从汗泄"。非汗则邪无出路，《素问·调经论》谓：卫气不得泄越。故外热卫气郁阻，肌腠失却温养则恶寒，皮毛开合失司则无汗，于是头痛、咳嗽并作。然而有用表散而热仍不解者，即当考虑其热之所"附丽"。所谓"附丽"总括为瘀、食、痰、郁四端。

①夹瘀血　素有血瘀病人，一旦受温热毒邪侵袭，毒邪最易与瘀相互依附，着于血脉之中，其症候除卫分见证外，

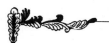

必兼舌暗、舌上瘀点、舌下脉络粗胀或瘀丝满布。本来温热毒邪郁卫不解可致营卫凝涩、血流不畅。其时最多见者为鼻衄，皮肤红晕加深渐变为红斑。此时宜于疏表透汗，清热解毒之中，加入活血化瘀药物，如银翘散去豆豉，加生地、丹皮、大青叶、玄参等，疏达营分血滞，卫邪易于透发。

②夹食滞　卫分证兼食滞，临床颇为多见，或由感受外邪后甘肥不禁，变生食滞；亦有素来胃失健运，复感外邪、邪郁表卫、食停中焦，热难骤解，证除卫表之证外多兼恶食、吞酸、嗳腐、脘痞、舌苔白腻而厚。汗法中当参以消食如平胃、保和之类，甚则除积，可配厚朴大黄汤。

③夹痰湿　卫分兼痰湿，多系平素痰饮宿疾之躯，复感温热毒邪。辨证时见昏冒、眩瞀、痞闷满急，脉象滑盛，舌苔黏腻者，常取宣表透汗剂中加温胆汤。

④夹郁结　一般以女子多于男性，临床见症每多周身倦怠、胸胁苦满，舌燥咽灭，五心烦乱，舌红少苔，脉细数无力，热象高时可见惊惕肉瞤，宜疏表透卫之中加入丹皮、山栀、薄荷、青橘叶、绿萼梅。

（3）重剂石膏　择方而从

我主张里热始盛即用生石膏，剂量宜大，鉴于温病高热的主要病机是：毒随邪入、热由毒生、热毒相搏、瞬息传变。石膏能迅速祛除病原，杜绝热势的蔓延。

热在气，出现热、渴、咳、喘，可投麻杏石甘汤，开宣肺气，辛凉泄热，但化痰之力尚嫌单薄，每配伍葶苈子以劫肺实痰壅。如从上呼吸道下行感染，可合肺炎方（开金锁、鱼腥草、虎杖、百部、鸭跖草、半枝莲）同服，治肺炎高热其效神速。若痰热壅阻，肺气失肃，腑道为之秘结，热难泄越，常用宣白承气汤，以杏仁、蒌皮宣肺化痰，大黄、石膏

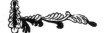

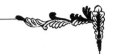

清热攻下。

阳明热盛，烦渴引饮，面赤恶热，汗出舌燥，脉洪有力或滑数者，投白虎汤。阳明壮热不衰，疹出累累，加羚羊角、金线重楼、薄荷、连翘、蝉蜕、僵蚕。热势内逼营宫则加玄参、犀角、紫草、大青叶以防斑毒内侵。热伤液涸加鲜生地、玄参、麦冬。伤暑高热，气液大伤加洋参、麦冬、芦根、竹叶。

表里俱热，邪热鸱张，面赤目红，躁扰不安，谵语声洪，脉大，斑疹隐隐，三黄石膏汤用大剂石膏，佐三黄、栀豉、麻黄，治热郁营卫气盛三焦，此方洵为良剂。

身壮热，头痛如劈，烦躁若狂，神昏谵语，大渴引饮，唇焦舌绛，六脉沉伏而数，属风毒大疫，往往热不为汗衰，发疹发斑，余师愚清瘟败毒散，引白虎、黄连解毒、犀角地黄汤方合而为一，具清热败毒退瘟、凉血救阴透邪之功。石膏可重达 90~250 克，入胃布走十二经，热淫所胜，非此莫属。

温燥伤肺，时时高热，干咳无痰，体表如炽，咽干舌燥，喻嘉言清燥救肺汤，石膏清热，复以润肺滋液之品，其方沃焦救焚，例为首推。或与百合地黄汤同用，治热发无定时，借此二味甘苦之性，以敛燥气之游弋。

暑湿弥漫三焦，身热面赤耳聋，胸闷脘痞，下利稀水，小便短赤，蒸淫之气上迫清窍，时时昏闷，湿热蕴阻中焦，热逼汗濡，身形拘急。新方三石汤，石膏配滑石、寒水石、杏仁、银花、通草、赤苓以清利湿热，宣通三焦。

（4）气血燔灼　釜底抽薪

表证渐罢之际，主用大黄荡涤腑热，患者得汗后，恶寒头痛体疼等表证有所改善或已解除，但发热仍不清不解，"得

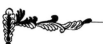

汗后"与"热不退"是两个重要指征。在这种情况下可以说明它非一般传染病，而且可以预计到病势有可能还会进一步发展。急取凉膈散方，一面清解肌表无形之热，一面清导肠胃有形之积，免得邪毒入里，胶结不化，酿成难分难解之势。已成气血两燔之候，急予两清气营，解毒护阴，能及时清涤腑道，坚壁清野，热势必孤，大黄在所必用，三承气汤量其症势轻重而定，若遇便下色深如酱，其味恶臭者，仿热结旁流例，投大承气汤，极有效验。

我非常推崇"客邪贵乎早逐"，"逐邪勿拘结粪"，"勿拘于下不厌早"之说，下法用之得当，各种病理损害情况都可随通腑泄热而缓解。从临床角度看，某些温热病传变至速，采用卫气营血按部就班，往往只能追随病势疲于奔波，而早用大黄是遏制病情向纵深发展的有效措施。气血两燔证候若不能得到及时控制，将会在短期内，快则一二小时（常发生于儿童及老人）病人即可见风动痉厥的神经中毒症状，不可不慎防。我于感染性高热中运用大黄，总结出三条经验：急下护阴存阳，急下疏沦气机，急下热、毒、瘀并消。

（5）清营泄热　旨在保阴

伤阴是高热的基本病理变化之一，阴液耗伤程度的轻重，直接关系疾病的转归和预后。防止阴液损耗，对伤阴进行正确治疗是提高疾病疗效的重要环节，从防止伤阴的原则和保津主要措施分析，清营与清气同等重要，温邪直入营血，高热外伤气液，烦躁内耗阴液。撤营分邪热，喜用清营汤加紫草、大青叶、天冬、原金斛，清营汤清营宫之热有余，救离位之阴不足，故又嘱病人不时呷服洋参汤、鲜生地汁、地粟汁、藕汁、鲜苇茎汁、雪梨浆等以液救液。如有大便不畅，取玄参、麦冬、生地、生首乌、怀牛膝、虎杖滋血

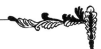

中之燥，润肠道之枯。温热病末期，肺胃阴伤尚易恢复，养胃汤、沙参麦冬汤加鲜稻叶、川百合，至肝肾阴亏则堪足虑，真阴不足，虚阳亢奋，每用三甲复脉介类潜阳、咸寒救阴取效。

温邪无论在卫在气入营入血，顿挫邪毒就可避免伤阴的发生，卫气失治误治或自身机能的失衡都为入营入血大开方便之门。祛邪撤热作为去除伤阴的原始动因，邪在气分亟宜清透，入营之后阴津损伤主要表现在暗耗，故尔清热解毒、通腑逐热都非最佳选择，"泄"是比较切合病机的疗法，泄中兼透黑膏汤加味，泄中兼清安宫牛黄，泄中兼潜至宝丹。临床证实这类方剂都有清营泄热、护津保阴作用，疗效肯定。

2. 急痛

（1）疼痛病机　不通、不荣

疼痛是一种症状，它泛见于许多疾病，以病位分，可作三大类。①躯体痛，包括皮肤、皮下结缔组织、肌肉、肌腱、关节、关节囊、滑膜、骨膜等损伤引起的疼痛；②头痛，有因颅内因素的脑膜刺激和颅内血管扩张，和颅外因素的紧张性头痛与偏头痛；③内脏痛，有属胸壁、胸膜、心包膜、心肌、食道疾患引起的胸痛，有属腹壁、腹膜、腹腔内脏疾患所致的腹痛。中医辨痛一概以虚实两途分之，实性疼痛多由邪滞经络脏腑，气血阻滞，病机为"不通则痛"，依据通则不痛的治疗原则，投予通利之剂如通下、疏达、活血、消滞、化瘀等法效果可靠。至于虚性疼痛，其病因与实性迥然有别，总其病机为"不荣则痛"，主要用于气血阴阳不足，脏腑机能亏虚，致使经络四肢百骸、孔窍脏腑器官失于荣养充濡而引起。就疼痛病程而言，有初中末三期，反映

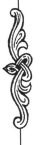

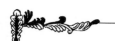

了正邪斗争相互消长的特点。初期正盛邪轻，以郁结多见；中期正盛邪实，常以结、热、瘀三者相兼并转化为主；后期或邪退正复（痊愈），或正虚邪恋（转为慢性），或正虚邪陷出现厥闭脱等危象。病位与层次是从两个方面来解释阴阳失调在病情表现上的轻重，病邪由表入里、由浅及深、由较浅层次向较深层次发展，随着病位向里转移，病情也随之加重。《素向·阴阳应象大论》说："……善治者治皮毛，其次治肌肤，其次治筋脉，其次治六腑，其次治五脏。治五脏者半死半生也。"疼痛中，正邪相争总要伤及机体的气血，故不考虑正虚是不客观的，只是应区分标本，孰为标实本虚、孰为标虚本实。

疼痛病机，不通和不荣是一个问题的两个侧面，血管组织"供"和"养"不佳正是疼痛的本质。通过活血化瘀疗法的临床反复验证，其止痛作用具有显著的双向调节，较之其他镇痛剂更具有广谱意义。

（2）头痛辨证　　风、火、痰、瘀

分析头痛病机，归结为风、火、痰、瘀。

风有内风、外风之别。外风为外感风邪，内风为虚邪贼风。外风入侵，与痰胶结，风痰闭阻，脉络不通，不通则痛。风为阳邪，善行数变，风邪夹痰，忽聚忽散，故其痛来去突然、乍作乍休。若风寒并加则寒注经脉，气血瘀停，疼痛遇寒更甚；若风热相杂则热伤脉络，阴津消烁，受热尤剧。内风多责之于肝，肝郁化火，炼液为痰，肝风夹痰浊上扰清空，其痛如掣，常伴头晕目赤，五心烦冤。

火分实火、虚火。实火即肝胃郁火与风邪化火；虚火为肝肾阴亏，髓海不满为虚阳所窃。肝为刚脏，郁怒伤肝，木失条达，郁而化火，肝火上扰，青筋突起，伴有口苦舌燥，

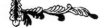

大便秘结，舌红苔黄，脉数。虚火多由肝肾阴虚，虚阳上扰，头面阵阵烘热、盗汗遗泄。

痰多由于嗜食甘肥或饮酒过量，脾胃积滞，津液留聚变生痰浊；郁怒忧思，气滞生痰，亦多常见。痰阻经络，清阳不得升举，其痛如蒙，常伴肢麻，头晕，舌红苔腻，脉滑数。

瘀常由病邪入侵之后，久伏潜入络道，或外伤积血未消，气血流行不畅，或气虚血运障碍，留滞为害，其痛当如锥刺，脉象沉涩，舌有瘀斑。

头为诸阳之会，清阳当升不升，浊阴当降不降，是以头痛不已。"高巅之上，惟风可到"，川芎为血中风药，擅散肝火、劫痰浊、通瘀阻，凡见头痛，无往而不利，剂量从2.4克、3克、4.5克、15克到30克，根据不同需要而用不同剂量。最大剂量60克，曾以此量治疗颅内肿瘤可缓解症状。

风为百病之长，息风常用蒺藜、稆豆、桑菊、天麻、钩藤、僵蚕、蝎尾；兼外风者用荆、防、白芷、藁本、蔓荆；夹寒必用细辛；吐涎必用吴茱萸；鼻衄必用辛夷；夹火用羚羊角、龙胆草、黄芩、山栀；夹瘀，参用通窍活血汤，药如桃、红、赤芍、川芎、地龙、蜂房；夹痰用白附、南星、半夏、瓜蒌、矾水炒郁金；肾中虚阳上僭用杞菊地黄加玄参、牛膝；脾虚阳乏升举用益气聪明汤加苍术、荷叶、粳米；肾亏髓海不满用牛脑一具，加白芷末6克，炖熟分次服，均具效验。外治亦多奇趣，如以红萝卜皮贴太阳穴，以蚕砂为末、秦皮煎汁调成糊状贴痛处，以鹅不食草、冰片共捣一团塞鼻孔，意合病机，不得以偏方而小觑之。

（3）躯体急痛　温经、逐邪

躯体急痛范围较大，常见病种有风湿热引起的关节炎

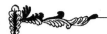

症、类风湿性关节炎、原发性坐骨神经痛、骨质增生病、血栓闭塞性脉管炎、多发性肌炎、系统性红斑狼疮、硬皮病等。《内经》里常是痛、痹不分，痹证除疼痛为基本特征外，还有酸楚、麻木、重着、活动障碍等系统症状，而临床所见躯体痛也确实有这些副症存在。归属问题实无争论之必要，参照痹证对躯体痛辨证论治是一种可行的路子。

痹证虽有风寒湿三气杂至之说，但人体素质不同，感邪亦各有偏胜，故风气胜者为行痹、寒气胜者为痛痹、湿气胜者为着痹，治痹既不可偏执一端，亦不可主次不明。治痹不效之因，大半在于用药散杂，不能切中肯綮，论治要点在于"温经"和"逐邪"。凡见疼痛剧烈，遇寒更甚，局部不温，舌黯不红者，为寒胜，轻者五积散，重则《金匮》乌头汤。痹之因于寒者固多，因于热者亦复不少，热痹可由素体阴虚，内有蕴热，与风湿相搏而成，也可由直接感受风湿热毒所致。本型特点是热毒内壅关节，关节红肿灼热疼痛，痛不可触，口渴烦热，小溲黄赤，舌红苔黄，脉象滑数，治用清热逐邪、凉血通脉，桂枝白虎汤合当归拈痛散。临床另有一种寒热错杂型，外有寒束，内有热积，寒热胶固，关节疼痛每致变形，喜草乌石膏同用，佐以威灵仙、鬼箭羽、露蜂房、制乳没之类，或服龙马定痛丹。湿毒之邪侵及关节，大筋软短、小筋弛长，拘急痿弱互见，四妙丸加草薢、土茯苓、蚕砂、木瓜、桑枝、秦艽、防己、豨莶草、海风藤、海桐皮、络石藤出入为方。痹证日久，邪踞脉络，瘀血凝滞，顽痹经年不愈，身痛逐瘀汤加黄酒麝香为引导。久病归肾，邪深至骨，精血内亏，身体羸弱，皮肤枯槁，疼痛掣骨，痿弱履艰，甚则尻以代踵、脊以代头，石刻安肾丸主之。亦有痹证迁延损及营卫，血脉不荣，痛则恶寒汗出，面色萎黄，

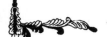

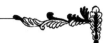

短气乏力，肌肉瘦削，食少便溏，脉多缓迟，常投当归芍药甘草汤加桂枝、黄芪、苍术、千年健、五加皮、姜、枣。

痹痛本正虚邪实之证，为便于临床，分实证、虚证两大类。实痹以攻为主，拔寒宣痹，祛风利湿，逐邪通络；虚痹以养为本，温补营卫，温通肾督，柔和筋脉。倘于温经与逐邪之中加入活血化瘀之品，其效倍增。盖气血贵乎流通，攻逐无活血为主持不免伤及正气，补益少化瘀辅佐适足碍滞枢机。用药过偏，徒增病机之偏，必不能使之归于条达和平。

（4）胸痛心痛　复其气化

胸痛是否可以代之以胸痹，其论失妥。胸痛乃呼吸系统疾病，病变损害至胸膜所引起，常伴有咳嗽、气急、呼吸困难，与中医传统病名结胸、悬饮颇相似；胸痹则与循环系统的冠状动脉粥样硬化性心脏病绝相类似，其症状有心痛彻背、背痛彻心，胸满气窒不得卧，逆气抢心，故又名心痛，概念既明，治疗自有区别。

治干性胸膜炎，常取柴胡去半夏加栝蒌汤佐千金苇茎汤，颇有效验，咳嗽加杏仁、百部，气急加葶苈、桑皮。干性胸膜炎进一步发展，可变为渗出性胸膜炎，用十枣汤改丸，甘遂、芫花、大戟各等份为末，取1克，枣肉为丸，一日二次，枣汤送服，得快利，糜粥将养。义取"治之以峻，行之以缓"，恐汤剂荡涤有过，损伤正元。

冠心病伴有典型的发作性心绞痛者，警惕心肌梗死。疼痛部位多在胸骨后和心前区，同时伴有气短和胸部紧闷和压榨感，烦躁不安、心慌，中医辨证血络痹阻、胸阳不宣。治宜先通后补，或通补兼施，即先标后本，或标本同治。通法收效较快，常投活血化瘀、通阳宣痹、芳香劫痰三法。有人持"痛无补法"之论，不同意用补益药，按照"虚则补之"

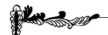

的原则，从理论和实践上讲，都是合理的。温通法不宜久用过用，恐耗心气心阴，尤其是考虑中老年气阴两虚的特点。

创制"益心汤"：党参 15 克，黄芪 15 克，葛根 9 克，川芎 9 克，丹参 15 克，赤芍 9 克，山楂 30 克，石菖蒲 4.5 克，决明子 30 克，降香 3 克，三七粉、血竭粉各 1.5 克（和匀分两次吞服）。治疗冠心病心绞痛，芳香破气，化瘀蠲痛。对使用硝酸甘油的病例，止痛效果来得快，消失也快，随止随发，致使心肌耗氧徒增，更加损伤心气心阴，此方益气化瘀、扶正达邪。经临床验证，缓解心绞痛迅速而且持久，实验室结果对恢复心肌功能也有较好的作用。

关于胸痛、胸痹取用"气化"达到止痛目的，止痛不在攻补之间，而在匀气荣血。用辛香理气而毋破气，用柔燥润涩而毋滋腻，用宣通而毋揠苗助长，方得气化之真诠，气化者，复其生生不息之机。

（5）脘腹剧痛　开郁散结

脘腹为人体六腑所居之处，奇经交汇之所，气机升降之要冲，清浊泌别，出入转化，无不赖之于此。其特点宜和宜降，宜顺宜调，以流通为贵。急性脘腹疼痛诱因虽有寒、热、湿、虫、积、手术等不同，但总的病理机制缘于血泣脉急、经络瘀阻不行，扰乱六腑降和顺调之功能，传导失常，气血乖违，升降逆乱，气机壅塞，浊凝蓄留，遂成不通则痛之候。将脘腹疼痛辨证分型定为寒、热、虚、实、在气、在血六类。寒气客犯经脉稽迟凝涩而痛；热气留中则瘅热胶固而闭塞不通作痛；虚则运转无力，推送乏能，气聚而痛；实者浊邪壅满，气机阻碍，积蓄而痛，初痛在气，久痛及于血络。

脏腑的病变不同，脘腹疼痛部位常能区分之，如脘胁痛

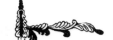

责之肝胆，脘腹痛责之脾胃，脐周痛责之肠腑，右少腹痛病在阑门，两少腹痛牵及腰脊病在带脉，小腹结滞病在膀胱，满腹疼痛病涉三焦，痛而兼胀病在气，痛而腹不胀"其人言我满"，为有瘀血。腹痛的临床表现虽然复杂，把握病机特点"郁结"二字，就可执简驭繁，治之有据。

胃脘痛属肝郁气滞者临床最多见，长期情怀不畅，忧思郁结，肝气不得疏泄，气机呆顿，借助木能疏土，喜以丹参饮、百合汤、金铃子散三方合剂，重用白芍，参以九香虫、醋灵脂、白螺丝壳投之辄效。胆囊炎、胆石症，肝胆失疏，气血阻滞，创"利胆丸"：半夏9克，陈皮6克，神曲9克，山楂9克，谷麦芽各9克，莱菔子9克，莪术9克，生大黄4.5克，共研细末，以茵陈15克，皂角刺9克煎汤泛丸，每服9克，一日二次，开水送服。具健脾和胃，疏肝利胆，软坚散结之功，此方用于胆囊术后，且有预防结石再生作用。急性胰腺炎，死亡率特高，以其气滞、食积、湿蕴、热结、血瘀、腑闭，能很快进入中毒性休克。创"净胰汤"：柴胡9克，黄芩9克，姜半夏9克，白芍15克，生大黄9克，地丁草30克，芒硝9克，川朴9克，黄连3克，木香9克，延胡9克，临床抢救已积经验。

另外，活用王清任膈下逐瘀汤和少腹逐瘀汤，常能拔除沉疴痼疾。膈下逐瘀汤理气化瘀，其止痛效果布及病种有胃、十二指肠溃疡、胃憩室、胃息肉、十二指肠郁积症、胃肠部肿瘤、肠粘连、不全性肠梗阻、胆道蛔虫等；少腹逐瘀汤温寒化瘀，治疗术后腹痛、经痛、盆腔炎等。

3. 急性出血

（1）血证之要　唯气而已

根据气为阳，血为阴，阴阳互为其根，气血互为其用的

理论，治疗血证常遵循"治血先治气，气宁则血安"的原则。气为血之帅、血为气之守。血得气运则流，气得血养则和。气结则血凝，气虚则血弱，气迫则血妄行，气不宁谧而血难安处。故尔血证发生无不与气有关，没有血病而气不病者。

"气为血帅"是气血理论的重要内容之一，用这一理论可阐明以下几个问题：

①气为血之本：血赖气为资质，"中焦受气取汁，变化而赤，是谓血"。血由水谷精微生化的营气变化生成。为人身之宝贵物质，气和血顺则经脉流行，滋养五脏，内满精髓，"以奉生身，莫贵于此"。气为血的物质基础，血的功能正常与气不能分开，气不断为血提供水谷精微的传化使其持续地得到补充，所以说气足则血旺，气虚则血亏；反之，气脱则血竭，气滞则血瘀。

②气为血之基：血赖气而充经盈脉，"血之与气异名而同类"，血涵气中，气孕血内，气血相维，若合一契，所以说阴阳相随，内外相贯，气血流走如环之无端。

③气为血之护：夫气为阳，主动，其升当无过，其降当有度，其行当无妄，其固当毋凝，血属阴，主静，气血阴阳互为匹配，气血方能行而不悖。反之，气飘忽无定必血无所据，病理中常见气泄血失、气越血脱之象，即是气之护卫失职使然。

④气为血之宅：平人之血畅行而不阻，能充达肤腠，灌注脏腑、五官、百骸，然亦有血无气御而失走难以平复，犹如游子无家。亟当摄气敛营，筑巢引归。

（2）降气泻火　急折其势

血证骤发，气盛火旺者居多，当血出如涌，不可抑制之际，主张撤热为先，降气泻火，直折其势。气逆则血乱，血

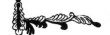

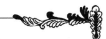

热、痛、血、厥探源

随气逆而上干清道，气盛则火炎，火逼则血行妄走肌窍。见血止血，无异扬汤止沸，唯有降气泻火，釜底抽薪方能平定腾溢之势。大黄具悍利之性，拥将军之称，于治气火暴迫，血溢诸妄，用之切当，实有斩关夺隘之能。

总结常用药对：

①大黄－生地。一逐一止，逐不伤血，止不留瘀；一补一泻，补不碍实，泻不损正；一走一守，动静结合，且补且泻。

②大黄－附子。一寒一热，相制既相辅，大黄药性虽寒而不致气血暴凝，附子药性虽热而不致气血妄行，仲景用配芩、连，治"心气不足，吐血衄血"。附子气薄味厚，且能纳气归肾，引火归原，血有归宅，自不游弋溢走。两药配对，相互制约生化，大寒大热峻烈之性，得以化则为柔，出将入相，故能弋获驯良之效。临床剂量，大黄9克，附子3克，可资参考。

③大黄－秋石。一清一滋，亢者得其平而亏者得其益。大黄有秋石之咸而苦不伤阴，秋石得大黄之寒而咸不损胃。方出《张氏医通》名瑞金丹，以二味等分微炒研末，疗虚劳吐衄溲便等血证。瘀结不化，症属阴虚阳亢，血证频发，常治不能愈者，投之辄效。

④大黄－赭石。一气一血，《景岳全书》云"失血之由，唯气与火耳"，逆气上冲，血随气动，基此，缪仲淳订治血三要则，其中即有"降气不宜降火"。此以质重之赭石镇逆气，以气厚之大黄下瘀血，降气而火清，推陈而致新。前者配降香降气亦佳。

（3）补气摄血　亟固为先

气存血中，气无所依则可随血而脱，而气虚不能摄血则

53

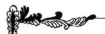

更易险象迭生。推崇"有形之血不能速生，无形之气所当急固"之说，常峻补其气而获效。由气虚而致的失血，一为出血时间持续较长，一为久治而一时不能遏止，其血色多黯淡无光，质多稀薄散漫，患者面色㿠白，神疲力乏，头晕目眩，耳鸣心悸，舌淡脉芤。常选用归脾汤为代表，补气养血，气旺自能帅血归经。在具体运用：脾元虚乏，难以统血，所致血崩漏下，多佐苦温之蒲黄、阿胶珠、荆芥炭、棕榈炭；衄血久不止，面无光华，唇爪青紫，多反佐炮姜炭、艾叶炭。严重之气虚不固，亦可形成决堤崩泻之势，血出汹涌，血脱气无所附，继之气随血脱，出血过多或急性大出血，凡见额头汗出如珠，目见昏黑，四肢逆冷，晕仆不省人事，急煎独参汤汁，固阴潜阳，希气复返则生还有望。另上部出血，四鲜汤（四味俱用鲜品）、月华丸、百花膏；下部出血十灰丸、驻车丸加升麻、黄芪；血脱王清任急救回阳汤，益气与温阳活血同用，秘阳气而血止神藏，常能化险为夷。

气血与五脏关系密切，血生化于脾，总统于心，藏受于肝，敷布于肺，固密于肾，五脏间在生理上相互资生、相互制约，在病理上相互影响。血脱为脾不统血、肝不藏血、心失所养，除见脾虚症象外，恒多营卫损伤，心脾交瘁，如无虚火上炎表现时，常取甘温益气调营法施治，俾血有所归藏，心有所供养，形气充和，血证遂安。每以桂枝加龙骨牡蛎汤收摄虚阳而取效。

（4）调气和血　正本清源

曾治大咯血不止，一时难觅方药，取家中生白术100克，米汤疾火煎服一大碗，药后二小时血止神清，肢和脉静，竟复发。偶然触机，竟成丹方。后用治肺结核大咯

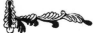

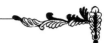

血，居经不行，每晨晚各以米汁调服白术一匙，一月后血止经行，体渐康复。再用治衄血、吐血、便血，均有功效。血证用兹，本于"土厚火敛"。盖人身脾土中内寄少火，以甘温养育之，阴火自退，凡气血不调，阴火乘虚窍发，谷气不升，虚阳不潜，血自不循常，或浮越于上、或潜溺于下，阴阳不成相守之局，血气遂致乱逆之态。"四季脾旺不受邪"，土居五行中位，为气血升降之要枢，水火交泰之黄媒，临床常将脾胃传化之功能看作完成五行整体动态平衡的轴心。凡血证之由于气血不能条达，源头清浊不分者，用此理法投药，常获佳效。

（5）通气活血　止而勿塞

诱发出血的原因是多种多样的，诸凡影响气血运行的一切因素，都可引起血证。而瘀血阻滞、阻隔脉络，又是出血的病理实质。所以，主张在治疗时应当审证求因，针对引起出血的原因，务使气通血活，气顺血畅，气血调和，血证才能真正治愈。血无止法，因为单纯止血，仅为权宜之计，绝非上策。对于气通血活达到止血目的，不是不问症因地使用通气活血药物，而是应该消除一切引起气血运行不畅的病理因素，辨证地恰如其分地选择药物，还复其气通血活。出血与瘀血互为因果关系，瘀血不去，则新血不生，诚如唐容川说："经隧之中，既有瘀血踞住，则新血不能安然无恙，终必妄走而吐溢矣，故以去瘀为治血要法。"治血当以去蓄利瘀为准则，使血返故道，不妄走经脉之外。若止血用塞，势出勉强，每多覆辙重蹈；而止血行瘀，势出自然，症极少反复。这一认识，在实验室里同时获得证实：活血（泛指通气活血）止血中药如大黄、三七、蒲黄、桃仁、赤芍、降香等，既能加速止血，又能促使瘀血消除，它们同时具备抗凝

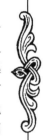

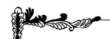

和抗纤溶作用，以及其他止血的特异性功能，如缩短出凝血时间、收缩毛细血管、增加凝血酶原、提高血小板质量、缩短血浆复钙化时间、改善凝血因子缺陷等。这些作用常呈双向性调节的特性。

4. 厥脱

（1）厥脱危象　区别"决"、"夺"

厥脱是指临床出现四肢厥冷、昏厥、呼吸微弱、脉象微细或沉伏、冷汗淋漓等一类危急证候。它类同于现代医学的以周围循环灌注不良为特征的休克症候群，以及晕厥、虚脱。

论厥，辨在邪气，寒厥宜温，热厥宜攻；论脱，重在元气，因于寒者当救阳，起于热者当救阴。同时也应重视厥脱两证的转化规律，厥为脱症的前兆，脱则为厥症的骤变。阴阳二气不相顺接则发厥，厥者，"决"也，阴阳决离之谓，阴阳二气虚竭则见脱；脱者，"夺"也，正气劫夺之谓。

邪分内外，外邪六淫气盛，或寒邪直中，或传里变热内陷，正不胜邪都可致厥。如仲景所说："邪中于阴必内栗，表气微虚，里气不守，故使中于阴也"，"阴气为栗，足膝逆冷，便溺妄出，表气微虚，里气微急，三焦相溷，内外不通"。寒中阴经，有症见自利不渴，四肢逆冷之太阴寒厥；有症见恶寒蜷卧但欲寐，手足厥冷，脉细之少阴寒厥；有症见厥热进退，脉弦而细之厥阴寒热错杂厥；传经邪热有三阳合病，脉洪昏昧，面垢谵妄的热厥；有胃家实如见鬼状，循衣摸床之阳明实热厥；有邪伏少阴，劫津灼液之少阴热厥。内邪则常出现三焦气机郁遏，营卫不通，升降受制。凡六淫七情阻塞通调之机，病变集中于中焦者恒多，以中焦为气机升降枢纽，诚如仲景所言"中焦不治，胃气上冲，脾气不转，

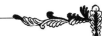

胃中为浊，荣卫不通，血凝不流"。邪气内乱，外现厥象。

元气劫夺，在《灵枢·五禁六十一》中有所记述："形肉已夺，是一夺也；大夺血之后，是二夺也；大汗出之后，是三夺也；大泄之后，是四夺也；新产及大血之后，是五夺也。"精气夺则虚，脏腑失却营养，经隧空乏，正气散乱，本元告匮，脱象遂见，有阴脱阳脱之辨。

（2）清下回厥　通阳救逆

厥之共同特征是手足厥冷。其不同者，热厥则兼见发热、烦渴躁妄，胸腹灼热，溺赤便秘，便下腐臭，苔黄舌燥，脉数等候，属阳证；寒厥则畏寒蜷缩，神情淡漠，身冷如冰不独四肢，尿少或遗溺，下利清谷，面色晦暗，舌淡苔白，脉微欲绝，属阴证。《素问·厥论》谓"阳气衰于下为寒厥，阴气衰于下则为热厥"，备论厥旨矣。

通下泄热、开窍，是为六淫外邪内侵致厥所定的三大治则。邪实热盛及腑实燥结，仲景白虎汤、承气汤足为后世绳墨，后之增液承气、宣白承气、护胃承气、陷胸承气、牛黄承气及新加黄龙汤亦各具心法，用于阳明热结上扰心神之错厥疗效卓著。而热陷心包，"三宝"抢救又常建立功勋，紫雪、至宝、安宫牛黄，均系芳香辟秽、清热解毒、开窍定痉的药物配伍组成。紫雪丹解热镇痉之力最宏，高热昏迷、烦躁抽搐者当为首推；至宝丹荟萃诸多灵异，兼有安神、定惊、醒脑作用；安宫牛黄丸开窍豁痰、清热泻火之力尤著，近已制成"清开灵针"；"安宫牛黄丸"对重症昏迷及休克、热毒壅闭、神明受制有效。取用"旧三宝"仍不理想者，经剂型改革后有一定突破。对正气尚存，热毒鸱张类病例，抢救成功率颇高，对正不敌邪者，主张"有是证，用是药"。不必为正虚太多顾虑，往往背水一战，邪去正安。病房抢

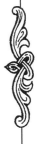

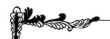

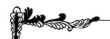

救，一般多有输液为后盾，可以扩展传统治法的适应范围。

感染性休克为邪毒内陷之重危急症，表现为高热突降，降至35℃以下，体温不升，患者烦躁、焦虑、激动或精神萎靡、面色苍白、口唇发绀，呼吸加快，脉搏细数，四肢厥冷过于肘膝，是邪盛正虚已极，气机逆乱，宜急速用王清任急救回阳汤。温阳不如通阳，克邪不如救逆。王氏方下原附歌诀："急救回阳参附姜，温通术草桃红方，见真胆雄能夺命，虽有桃红气无伤。"认识到厥逆与血瘀有直接关系，并指出桃仁、红花活血而不耗气，亦可用于虚候，颇具卓见。此方以通阳救逆见著，气血通活，厥逆自罢。

（3）调畅荣卫　顺接阴阳

三焦气机逆乱可使人体上下不能宣达，内外不能通调而致脏腑失和，阴阳失谐，气血乱淆，主客交溷。气乱于内，厥见诸外。调畅营卫是针对三焦气机闭阻而设，三焦为气机升降之枢纽，水津运行之道路，依赖营卫两气宣化以主持其功能。休克期，从营卫相干到营卫不利，继之则营卫俱劳，气滞血瘀之象达于极点，气滞则水津不行，血不利则为水，水湿瘀血等病理产物的堆积更加重气机的阻塞，最终导致阴阳不相顺接。

以急性下壁心肌梗死，心源性休克为例，心前区绞痛开始到头晕昏厥常在极短时间内发生，继而胸闷气促，面色苍白，唇爪紫绀，冷汗湿衣，四肢厥冷，血压下降，符合《内经》"损其心"的病理表现，宗"损其心者，调其荣卫"例立法，创制"厥脱返魂汤"：附子15克，干姜4.5克，炙甘草9克，党参12克，麦冬9克，五味子6克，丹参30克，川芎9克，红花9克，菖蒲9克，降香、黄芪30克，万年青9克。营卫不利，出入升降之机孤危之际，唯有振奋胸

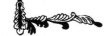

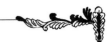

中大气，阴霾一散可望营卫渐通，阴阳来复。方从通阳、益气、开凝、破结诸法联用，故用之抢救，每能起死回生，取名"返魂"，本诸"气复返则生"大旨。

（4）敛阳固脱　以期升压

治疗脱症，用药处处考虑温药的护阳、使阳、涵阳作用，以期少火徐徐生起。擅用附子，因其上能助心阳以通血脉，下能扶肾阳以彰真火，附子大温大热，走而不守，不知配伍，大剂单行，往往贲事。特别注意：治脱"温之以敛"、治厥"温之以通"，两者有着原则的区别。

升压主要是使停滞之微循环重新活跃起来，创制了升压汤（附子、黄精、升麻、炙甘草）和稳压汤（附子、黄精、炙甘草）。经临床应用，升压汤有较快、较强的升压作用，稳压汤则有较持久的稳压作用。对其实验室有关研究，准备做实验性豚鼠离体心脏冠脉流量及心肌收缩力观察，和脑、肾、肺等重要脏器的血流量观察，进一步弄清其药理作用。

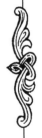

（5）急摄真阴　意在复脉

人生之阴阳，本相抱而不脱，故阳欲上脱，必有阴下吸之而不脱；阴欲下脱，必有阳上吸之而不脱。人病则阴阳偏胜，偏胜至极则脱症现。真阴耗竭多见于封藏不固。精髓不足，积羸之体，加之失血、失液之后，症见突然昏厥、面色惨白，口唇失荣，四肢振颤，目陷口张，呼吸微弱，肤冷脉芤。当其时亟宜摄住真阴，则不致气随血（液）脱，庶可免于殆败。吴鞠通《温病条辨》下焦篇诸方，如加减复脉汤、大定风珠、三甲煎、救逆汤、黄连阿胶汤等辨证投药，总以厚味真补为事，临床疗效，差强人意而已。扶阳配阴，益火增水远胜吴氏诸法多矣。

咳喘辨治举隅

咳喘之病，有寒热虚实之分，新感沉痼之辨，故辨证之法，各有特征要领，在肺者为气上逆，在脾者痰饮阻气，在肾者虚不纳气，机理悬殊，证候亦异，惟其平喘共论耳。

一、风燥痰热为患，首重肃降肺气

咳喘，虽肺脾肾三脏同病，但以肺之气变为中心，经曰"诸气膹郁，皆属于肺"是也。盖肺位居高，号称华盖，主气而外合皮毛，上通喉咙，开窍于鼻，与天气相通，为呼吸之门户，内贯心脉，以行气血，维持正常生命活动，故有"肺主一身之大气"之说。然肺合大肠，其气以下降为顺，协助脏气以下行，故以肃降为其要，若因受邪于皮毛或吸之于鼻窍，无论风燥痰热，均能造成肺气不利，治节失常，肃降受阻，肺气郁遏，气逆而上，则喘作矣。当是之时，积热于肺，火动痰生，风痰上壅，天气闭塞，宜降不宜升，以肃降肺气最为重要。盖肺气得降，则喘自平矣！临床见呛咳、喘息、咯痰不畅、咽痒等症，辄投之以麻杏石甘汤加葶苈，每多应手而效，痰多者加入半夏、橘红以加强化痰之力，尝谓：葶苈子辛苦大寒、入肺经，功能祛痰平喘、下气行水，能伸其治节，俾浊气下趋，乃为宣达之机，为治实喘之要药。凡需宣肃肺气，即可投之，不必见痰壅热盛而可先发制人，亦寓截断扭转之意。临床可据情加入枇杷叶、苏子、旋覆花、降香等药以加强肃肺之力。

例一　沈某，男，45岁，1988年2月23日初诊，门诊

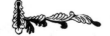

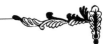

号 110004171。

患者感冒后出现呛咳已延绵半载，久服宣肺止咳之品无效，近咽痒、喘息，咯痰粘黄，左胸胁牵掣不适，脉弦滑小数，舌红苔薄腻，肺金痰热内壅、清肃失司。

炙麻黄6克，石膏30克，杏仁、葶苈子、大贝母、车前草、百部、半夏各9克，化橘红、桔梗各4.5克，生甘草3克，7剂。

二诊：呛咳、喘息得减，唯入晚作喘，痰粘、咽痒、脉弦数、舌红苔薄，脸部红疹累累，肺金蓄热，又可知也。

同上方加桃仁9克，7剂。

三诊：喘息已除，偶咳，便溏日三次，脉细数，舌苔薄腻，肺气虽降，余邪未净，参以健脾之品善后：

炙麻黄6克，杏仁、浙贝、百部、半夏、鱼腥草各9克，橘红4.5克，白术10克，7剂。

二、新感引动沉痼，法宜温阳化饮

喘证久发，多属沉痼顽疾。因有痰饮内停，难以骤化，故不能取效于一时。痰饮病者，饮邪充斥，淹蔽阳气，以致阳不外卫，无能御邪，只要稍一冒寒触风，即可引动伏饮，夹感而发。若久发不止，正气溃散，精气内伤，肾之真元损伤，根本不固，则非一般宣肺化痰之药所能胜任。且饮为阴邪，得温则化，得寒则凝，若以西医消炎观指导中医临床，投之清热解毒之品更大谬矣！《金匮要略》云"病痰饮者，当以温药和之"，并立小青龙汤散寒解表，温肺化饮，治疗支饮，实为沉痼夹感而设，此方最宜用之。然小青龙汤毕竟为宣散之剂，温阳之力尚嫌不足，凡阳气不到之处，即为饮邪停滞之所，唯有加入附子一味，温扶阳气，使邪正对峙之

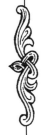

局突然改观，庶可克敌，其中细辛温肺化饮，亦治饮要药，麻附细辛汤合小青龙汤之所以取效，全赖细辛之克敌制胜。若症情危重，附子、细辛用量各可达9克以上，能使症情迅速缓解，半夏可以生用，加强化饮之力。在临床中，凡见咳喘，咯白色泡沫状痰，背寒冷，如掌大，舌苔白腻等，即投麻附细辛配小青龙汤加减，颇有效。若表证重者重用麻、桂；水气重者重用姜、辛、半夏；若痰郁化热，加入石膏，在散寒蠲饮同时，稍佐清泄；唯痰多者，五味子不可妄然重用，以免敛邪，此不可不慎也。

例二　高某，男，52岁，1988年3月9日初诊，门诊号110021742。

素有咳喘病史，近来因感寒复发，形寒渐渐，气急不能平卧，痰多白沫，脉细缓，舌红苔薄白，痰饮凝滞，脾肾亦亏，治宜温阳化饮。

淡附块、炙麻黄各6克，桂枝4.5克，细辛3克，干姜2.4克，白芍、半夏、五味子各9克，茯苓6克，甘草3克，7剂。

二诊：前方尚合病机，喉间痰声已无曳锯之象，脉细数，舌苔薄腻，痰饮渍肺，阳失斡旋，治守前法，同上方麻黄、附子改为9克。7剂，诸症均瘥，续以调理之品善后。

三、虚喘肺肾两亏，当从培补脾肾

新喘在肺，穷必及肾，故虚喘从肾论治，寓滋苗灌根之意，盖肾居下焦，元阳内居，功能助肺纳气，为气之根。故若久喘，逆而上奔；或阳虚寒水不化，水无所主，上凌心肺而为喘吁，动则尤甚，在老年患者或久发咳喘之人尤为常见。《素问·逆调论》曰："夫不得卧，卧则喘者，是水气

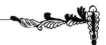

之客也"，当是之时，温补下元，镇纳浮阳，温肾利水，协调阴阳，最为关键，常用局方黑锡丹与济生肾气丸合包同煎，加入坎脐、紫河车大补元气，以固根本。同时认为"肺为贮痰之器""脾为生痰之源"，故脾之作用大矣哉！张仲景立苓桂术甘汤为治饮大法，足资效法。喘证后期，肺脾肾三脏俱虚，诸症蜂起，往往有顾此失彼之感，前贤谓"培土生金"，"上下交损，当治中焦"，故论治可从健脾入手，以断生痰化饮之源，药用香砂六君子汤加苍术、怀山药等品。或以"冬病夏治"，嘱患者在三伏天服用苓桂术甘汤加附子，借天之阳气以助药力，铲除深伏人体中之痰饮宿根，防患于未然。

例三　张某，男，72岁，1988年11月7日诊，门诊号110001281。

有慢性咳喘史十余年，反复发作，冬季加剧，近来因感寒复发，咳喘不能平卧，咯痰量多，状如白沫，经投麻附细辛合小青龙汤加减，痰量已少，唯喘促依然，动则尤甚，口唇紫绀，形瘦神疲，脉细，舌淡苔白腻，高年久病，肺肾俱虚，痰浊交搏，肃降失司，肾失摄纳，治当剿抚兼施：

炙麻黄6克，附子、党参、白术、半夏各9克，细辛、五味子各4.5克，桂枝、干姜各3克，菟丝子9克，局方黑锡丹、济生肾气丸各9克同包入煎，7剂。

二诊，药后喘促见减，惟畏寒渐渐，胃纳欠佳，脉细，舌苔厚腻，扶正达邪，义无反顾，前方加苍术，7剂而安。

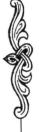

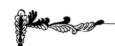

痰饮病穷原竟委

一、痰饮病的概念及其沿革

痰饮是指水液在体内运化输布失常，停积于某些部位的一类病证，痰饮所涉及的范围很广，广义的痰饮是指《金匮要略》所划分的四饮，即痰饮、悬饮、溢饮、支饮；狭义的是指四饮之一的痰饮。

关于饮病之名，最早见于《素问》运气七篇，如"岁土太过，饮发，中满食减"（《气交变大论》），"太阴在泉，湿淫所胜，民病积饮"，"太阴所胜，饮发于中"（《至真要大论》），"土郁之发，饮发注下"，"太阴司天，湿气变物，水饮内积，中满不食"（《五常政大论》），从这些论述可以看出，除湿气偏胜的年份与季节因素之外，作为病理产物的饮的形成，直接与太阴脾土有关，属于六淫中湿邪的范围，具有积蓄于体内的特点，其所主的疾病主要在消化系统。在《内经》中虽无"痰"之称谓，但有类似于"痰"证的描述，如《素问·评热病论》说："劳风，法在肺下，其为病也，使人强上瞑视，唾出若涕，恶风而振寒"，"咳出青黄涕，其状如脓，大如弹丸，从口中若鼻中出，不出则伤肺"。其实，当时"痰"本作"淡"。如《说文》"淡，水动貌也"，在晋唐时，如《脉经》《千金翼》中均作"淡饮"，唐·玄应《一切经音义》云："淡饮，谓膈上液也"，淡与澹通，是水液摇动的名谓，故丹波元坚《杂病广要》谓："痰本作淡，淡，澹动，澹水动也，故水走肠间，名为淡饮。"

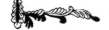

对痰饮病的证候、论治等作系统论述的当首推张仲景，他首先描述了四饮："其人素盛今瘦，水走肠间，沥沥有声，谓之痰饮；饮后水流在胁下，咳唾引痛，谓之悬饮；饮水流行，归于四肢，当汗出不汗出，身体疼重，谓之溢饮；咳逆倚息，短气不得卧，其形如肿，谓之支饮。"至于治法，则根据上下内外之别，虚实之异以及证情之兼夹，或用大、小青龙以发汗，或用五苓散、泽泻汤以通利；或用十枣汤、甘遂半夏汤以攻逐；或用苓桂术甘汤、肾气丸之扶脾固肾，法度严谨，足堪师法。仲景提出的"病痰饮者，当以温药和之"的大法，后世奉为准绳。

受仲景学说影响，后世医学家对痰饮也多阐述，如隋·巢元方谓："流饮者，由饮水多，水流走于肠胃之间，辘辘有声，谓之流饮。""此由饮水多，水气停聚两胁之间，遇寒气相搏，则结聚而成块，谓之癖饮。"二证分别相类于痰饮、悬饮。在此篇中，巢氏还分别列有热痰、冷痰、痰结实、鬲痰、诸痰等证候，为痰证的分论而开其端。

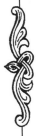

唐·孙思邈则有五饮之说，并指出"夫五饮者，由饮酒后及伤寒饮冷水过多所致。"其立论虽本仲景，但治则方药则颇有创新，如治胸中痰癖，用吐法以祛其邪；治"癖饮停结，满闷目暗"用中军候黑丸以温下；"治胸中痰饮，肠中水鸣，食不消，呕吐水"以下气行水等。尤其是宋·严用和认为"人之气道贵乎顺，顺则津液流通，决无痰饮之患，调摄失宜，气道闭塞，水饮停膈而结成痰。"从气与水的关系来论述痰饮病机，独出心裁。

综观历代各家对于痰饮的论述，大致以宋代为分水岭。受仲景影响，宋以前都详于饮而略于痰，宋以后，论痰之说盛起，其代表者当推元之朱丹溪及明之张景岳。丹溪论痰主

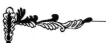

要强调"百病中皆有兼痰";"凡人身有块多是痰";"痰夹瘀血，遂成窠囊"。张景岳则将痰证与饮证作了鉴别："痰之与饮，虽曰同类，而实有不同也。""痰有不同于饮者，饮清澈而痰稠浊，饮惟停留肠胃，而痰则无处不到。""故治此者，当知所辨而不可不察其本也。"

清代叶天士总结前人治疗痰饮病经验，提出了"外饮治脾，内饮治肾"之大法，给临床以很大的启迪，直至近代，有学者提出"痰瘀同源"之说，用活血化瘀治疗痰饮，取得了较好的疗效。

总之，《内经》对饮证的论述奠定了痰饮病的理论基础，《金匮要略》对本病分类详明，理法精当，后世奉为准绳。后世医家各有发挥，使本病理论和治法不断丰富和发展

二、痰饮病证治新识

1. 饮之病因，阳虚为本

对于痰饮病之成因，历代医家论述甚多，由于有"浓而稠"和"清而稀"等临床证候不同，故病机迥异，临床所见，大凡咳嗽多痰，气逆而喘息之病证，多属饮病。《金匮要略》云："夫病痰饮者，当以温药和之"，故有苓桂术甘汤、肾气丸为治。我治痰饮多宗长沙之说，尝谓"凡阳气不到之处，便为饮邪留滞之所"，"盖饮为阴邪，得寒则凝，得阳则化"。故将痰饮之成因归咎于脾阳气之不足。因脾主运化，饮食于中，全赖脾土之熏化转运，而脾阳又赖肾阳之温煦。若肾阳不足，则火衰不能蒸土，土虚不能化物，以致水谷难以化为精微，而化痰饮，故痰饮病常由脾及肾或脾肾两伤。更有年届花甲，命火式微，阳不胜阴，则水谷所入可化痰成饮，因此老年命门火衰，肾气式微，更易罹患饮病。

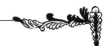

2. 瘀水同源，痰瘀同病

痰和瘀是两种不同物质和致病因素，痰是人体津液不化而形成的病理产物，所谓"积水成饮，饮凝成痰"，故痰、饮名异而实同，瘀是人体血运不畅或离经之血著而不去的病理表现。在这种痰瘀分离认识指导下，导致临床辨证用药迥然不同，我在长期临床实践中观察到很多痰饮为病与瘀血相关，应用活血化瘀之方药治疗痰饮病取得较好疗效。

医学科学是一门自然科学，其理论产生和发展，必然以实践为依据。临床实践给医学科学理论提供了取之不竭的源泉，其实痰瘀同源、同病、同治的理论和实践，由来已久。甘肃汉墓出土一批医简，其中一个处方为：干当归、芍药、牡丹皮、漏芦及䖟（䖟为贝母之称），此方活血养血加贝母化痰散结，是痰瘀同治的典型方法。另外《内经》中对痰瘀相关的理论和治疗也早有记载，如四乌贼骨一蘆茹丸，实际上是一个痰瘀同治方。至元·朱丹溪对痰瘀相关问题进行了临床实践的探讨，认为须痰瘀同治才能收效，而清·唐容川则说得更为明白，他在《血证论》中说："血积既久，亦能化为痰水"，"须知痰水之壅，由瘀血使然，但去瘀血，则痰水自消。"痰饮与瘀血成为一个病理产物和致病因子是阴津为病在不同方面之表现形式，因此有分有合，系同源异物，有其同一性和特殊性，故在阳气不运，痰饮阻滞情况下，则血行不畅，痰瘀交结不解，可出现互相转化的病理变化，痰能转化为瘀，瘀能转化为痰，在临床中常见慢性咳喘患者多因心肺功能减退而致口唇四肢紫绀，青筋暴露，在化痰药中加入赤芍、桃仁、丹参或水蛭研粉吞服，以祛瘀血则痰水自消，可资明鉴。

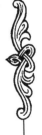

3. 未病先防，预防为重

临床所见，痰饮患者每以春冬受寒而发，可知饮病发作常和季节密切相关。饮为阴邪，能淹蔽阳气，在夏秋尚可，入冬则阳微阴长，阳气不能外卫，若触寒受风，最易引发，故对于痰病，治未病预防复发十分重要。《内经》云："春夏养阳，秋冬养阴。"嘱患者在三伏天服用苓桂术甘汤加附子，借天之阳气以助药力，铲除深伏人体中之痰饮宿根，防患于未然，亦可趁春夏季节，用肾气丸以培补脾肾阳气，使阳得阴助，取效更速，持效更著。亦有饮病日久，肺脾肾三脏俱虚，诸症蜂起，往往有顾此失彼之感，前贤谓"培土生金"，"上下交损，当治中焦"，常以香砂六君子汤加苍术、怀山药等品以健脾化饮，以断生痰化饮之源，具有预防作用。

三、痰饮病治法四则

1. 通阳化饮，宗长沙法

水积于阴则为饮，饮凝于阳则为痰，饮为阴邪，非温不化，"离照当空，阴霾自散"。《金匮要略》立苓桂术甘汤，以桂枝、甘草之辛甘通阳化饮，白术、茯苓之苦淡健中渗湿，俾中阳复振，阴饮自化，故可效法。故凡多年饮病，尤其是老年患者，形寒肢冷，咳嗽痰稀，舌紫苔白，脉迟或弦滑者，多用之，可加半夏、陈皮燥湿蠲饮，或加麻黄、附子加强温化之力。若肝郁气滞，中虚停饮者，宜配用香附、乌药、沉香、枳壳等理气化饮。若饮邪上逆，喘咳气促者，又可与旋覆代赭汤、苏子降气汤或葶苈大枣泻肺汤等相互配合以降逆化饮。但总不离"温药和之"之宗旨。

2. 外饮治脾，内饮治肾

前贤有论："脾为生痰之源，肺为贮痰之器"，痰由脾阳

不运而生，饮由肾寒水泛而成，故有脾阳虚为外饮，肾阳虚为内饮之说。外饮、内饮之属脾属肾，不仅是指病机病位之不同，更表示病情的深浅和轻重。一般而言，痰饮初成，脾虚湿滞为患，病浅而轻，为外邪，责之脾运不健。若饮病久发，外湿引动肾水，水泛为饮，病深且重，属内饮，咎之肾阳虚衰。《金匮要略》设苓桂术甘汤以辛甘通阳，虽为健脾化饮而立，但温通有余，健运不足，所以我治疗痰饮之滞，形瘦体弱，神倦肢重，纳谷不馨，大便溏泄属中阳衰弱，脾运不健者，常加苍术或理中汤，使中阳充足，脾胃健运，则饮食不失其度，运行不越其轨，痰饮潜移默化。肾虚水泛为饮，《金匮要略》有真武、肾气两法，对饮病兼有气短、腰脊酸楚、肢体浮肿、喘促倚息者，常以肾气丸合黑锡丹、坎脐、紫河车温补下元，利水蠲饮。然饮属阴浊有形之邪，证虽虚而欲补，但须补而不滞才称完美，故取熟地须与砂仁拌用以防滋腻，同时合用补骨脂、巴戟天、胡芦巴、甜苁蓉以补肾助阳，纳气平喘，配用得当，效如桴鼓。若老年久病，正气大虚，饮邪不去，则配以参附汤、黑锡丹、参蛤散以峻补下元，扶助镇固，以冀转危为安。

3. 痰饮夹感，标本兼顾

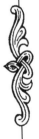

痰饮患者，饮邪充斥，淹蔽阳气，以致阳不卫外，无能御邪，所以只要稍一触冒风寒，即可引动伏饮，夹感而发。若久发不止，正气溃散，精气内伤，肾之真元损伤，根本不固，则非一般宣肺化痰之药所能胜任，且饮为阴邪，得温则化，得寒则凝，若以西医消炎观指导中医临床，投之以清热解毒之品更大谬矣。观仲景治支饮，拟小青龙汤散寒解表，温肺化饮，实为饮病夹感而设，临床最喜用之，然小青龙汤毕竟为宣散之剂，温阳之力尚嫌不足。凡阳气不到之处，即为饮邪停滞之处，惟有加入附子一味，温扶阳气，使邪正对峙之局面突然改观，庶可克敌，常配合麻黄附子细辛汤。其中细辛一味，亦治饮要药，若病情危重，附子、细辛用量可达9克以上，不可拘于细辛不过钱之说；另半夏可以生用，以加强化饮之力。在临床中，凡见咳喘，咯白色泡沫状痰，背寒冷如掌大，舌苔白腻等，即可投之。若表证重者重用麻桂，水气重者重用姜、辛、半夏；至于外邪郁而化热，出现身热、口渴、咳嗽痰脓，苔黄脉滑数者，即用小青龙汤加石膏或用大青龙汤急则治其标，在散寒蠲饮同时，兼以清热疏表为治。

4. 久病必瘀，痰瘀同治

痰饮总因水饮内停、阳虚阴凝。但病位有在肺、在脾、在肾之分，病程有久暂之别，尝谓痰饮咳逆哮喘之发不离乎肺，但又不止于肺。心肺同居上焦，心主行血，肺朝百脉，全身气血均要经过心肺才能运行全身，因此肺有辅心而行血脉之功。痰饮患者，肺失宣畅，缠绵时日，久病必致心血瘀阻，痰瘀交阻。如咳喘后期，常见心悸、胸闷、口唇紫绀、青筋暴露、脉结代等，久则血瘀亦可化为水而见全身浮肿。唐容川说："瘀血乘肺，咳逆喘促。"朱丹溪说："肺胀而嗽，或左或右，不得眠，此痰夹瘀而碍气而病。"我认为：久病必有瘀，故尔温化之外，还应参以化瘀，轻则苏木、丹参，重则水蛭、蒲黄。尤其常用水蛭，一般以3克入煎，或以水蛭粉吞，每服1.5克，一日1~2次，能改变缺氧症状，但因水蛭性寒，宜与降香末或沉香粉和匀另吞。

四、验案举隅

例一 曹某，男，70岁，1997年1月4日初诊，住院

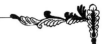

号68691。

老年痰饮，初见其证为咳喘、气促、黄脓痰，面色潮红，舌红而紫少津，脉弦而小数，下肢浮肿，胸胁饱满，心悸不适。西医诊断：慢性支气管炎继发感染，肺心病。我们在治疗过程中，因见其痰黄而脓，脉数弦滑，舌红等热性症象，认为水饮壅肺煎熬成痰，痰热壅肺为标，肾阳虚气化无权为本。标本各异，治法迥然，犹豫不定。审脉论证，认为舌质虽红，但体胖有津，脉虽弦数，但弦中有沉，结合下肢浮肿，胸胁支满，心悸，尿少等症状，认明是肾阳不足，气化无权而致水气上凌于心。《金匮要略》云："水在肾，心下悸；水在心，心下坚筑，短气，心下有痰饮者，胸胁支满。"皆与本病相符，患者虽有痰热之象，但其根本仍在肾阳亏损，当守温化之法，冀水气得化，诸症可除。张介宾谓："善治阳者，必于阴中求阳；善治阴者，必于阳中求阴。"以少量清化痰热之药中选投济生肾气、局方黑锡丹及利水药同用，下肢浮肿消退，咳喘症状减轻，舌质由红转淡，光润有津。患者经温化痰饮后舌苔津液增多，其原因即温运水湿加强气化。所谓气化，殆指脾、肺、肾三经功能的生化，肾为先天生化之源，肾气不足于下，脾肺失却其本，治节不行，气机不化，水必不利，水饮积聚于下，故舌上津不足，下焦之真气得行，津液转化。下焦真水得其位，清浊分消，而愈水肿，识乎此，守法有据，处方不致彷徨。

例二　高某，男，52岁，1997年12月12日初诊，门诊号110112719。

素有咳喘病史。近来因感寒复发，形寒渐渐，气急不能平卧，痰多状如白沫，脉细缓，舌红苔薄白，痰饮凝滞，脾肾亦亏，治宜温阳化饮：

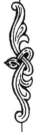

专病论治

淡附块、炙麻黄各 6 克，桂枝 4.5 克，细辛 3 克，干姜 2.4 克，白芍、半夏、五味子各 9 克，茯苓 6 克，甘草 3 克。7 剂。

二诊：前方尚合病机，喉间痰声已无曳锯之象，脉细数，舌苔薄腻，痰饮渍肺，阳失斡旋，治守前法，同上方麻黄、附子改为 9 克，7 剂。诸症均瘥，继以调理之品善后。

例三　李某，女，30 岁，1991 年 6 月 3 日初诊，门诊号 211218288。

咳喘绵延三载，咽干而痒，阵咳少痰，口干但欲漱水不欲咽，脉弱数，舌紫苔薄，前医迭投育阴宁咳、化痰肃肺，病未得解，询其经来色紫，参其舌紫脉弦，"久病必有瘀"，此乃痰瘀交滞，肺络不畅，当从痰瘀并治，化瘀宣肺着手。

丹参 15 克，赤芍 9 克，炙百部 9 克，炙麻黄 9 克，桔梗 10 克，泽兰 9 克，葶苈子 15 克，瓜蒌皮 9 克，射干 6 克，苏子 10 克。7 剂。

二诊：从痰瘀并治立法，咳喘已减，齿衄，脉小数，舌苔薄腻。血无止法，再参清热肃肺，守法不变，上方加芦根 30 克，桑白皮 9 克。7 剂。

·药后齿衄止，咳喘净，三年宿疾，愈于一旦，为之一快。

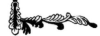

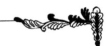

心脑血管病诊治经验

一、注重阳气

我在心血管疾病的临床中特别强调"有一分阳气，便有一分生机"的观点。大气者，阳气也，胸中大气即上焦阳气。张仲景在《金匮要略》水气篇中所说的"大气一转，其气乃散"，说的就是胃中之阳不布，水饮阴邪凝聚，损其胸阳，故水饮久结胸中不散，伤其氤氲之气，乃至心下坚，大如盘，遮蔽大气，用附子之属以振胸中阳气。阳气充沛，布达周身，客于体内之邪气即散去，乃"离照当空，阴霾自化"之义。临床常以附子为主的方剂治疗心血管疾病的危急重症，多有良效。如肺心病、冠心病、病态窦房结综合征及心衰、呼衰等。附子禀雄壮之质，有退阴回阳之力、起死回生之功，其通行十二经脉，专能振奋阳气，祛逐阴寒，为回阳救逆第一品药。如辨卒仆，着重于阳气的亏虚。阳虚不甚夹痰火诸邪，而为阳中之闭证，则宜开关通窍。若真阳离绝而为阴中之脱证者，惟宜急救回阳，以复其真元之气，开通诸品，万不能轻试。因此在中风卒倒，喉多痰声，脉多沉伏，或脉随气奔，脉洪盛者，认为无不本之阳虚，若阳气未至十分脱绝者，尚可救援，若真阳离绝即感束手。中风的临床，大率仆击偏枯每相连而至，为治之初，亦先顺气，次辨风火痰虚，《内经》论偏枯皆主心与胃二经，盖心是天真神机开发之本，胃乃谷气充大真气之标，标本相得，则胸膈间膻中所留宗气盈溢，分布四脏三焦，上中下外，无不周遍，

故分布不周于经脉则偏枯,所以偏枯的治疗之方,以黄芪为君,补养血气,使宗气健旺,急灌其未枯者,使已枯者可通气而复营。其次,还有气行血行之义,对中风的预防也据此立法选方。

二、瘀血乃一身之大敌

瘀血是指瘀积不行,污秽不洁和已离经脉的血液,以及久病影响到脉络所出现的病变,瘀血既是其他病因(如外伤出血、气虚、气滞、寒凝、热邪等)导致的病理结果,又是引起许多疾病的致病因素。瘀血导致疾病很多,心脑血管病变表现的头痛、心胸疼痛、痴呆、癫狂、中风等证均为瘀血而引起,其致病的证候特点和特异体征是瘀血辨证的主要依据。"脉者血之府",血管为血液循环的道路,心脑血管病变与血液运行正常与否有关。用瘀血学说统帅心脑血管疾病的临床,疗效显著。

祖国医学文献早有"胸痹""真心痛"的记载,其表现类似于冠心病、心绞痛、心肌梗死。气滞血瘀是引起这些病证的原因,这一观点与急性心肌梗死的发病是由于心肌小血管内血小板聚集,造成微循环障碍,影响心肌的供血供氧的原理颇为雷同,证实其病理确与瘀血相似。因此活血化瘀疗法已广泛运用于冠心病、心肌梗死、心源性休克、心绞痛等。经对活血化瘀药的临床观察和实验研究,证实其确有畅血、通塞、止痛的作用。能改善缺血、抗血栓、出血、血凝等病变,增加冠状动脉血流量,抑制血栓形成,增强纤维蛋白的溶解活性,同时还有降低血脂的作用。从而起到缓解心绞痛,防止斑块形成或促使其消退。

运用活血化瘀药物施治于心血管系统疾病时,应注意辨

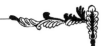

证。如气虚加补气药，气滞加行气药等。配伍归经也颇为讲究，如常用菖蒲引经，缓解症状迅速。在辨病用药上，琥珀有纠正心律、镇静催眠作用。对冠心病、心肌炎频发早搏者，本品与人参粉、珍珠粉和匀吞服，效果满意。生山楂配决明子可降血脂，黄芪配党参可增强心肌能力、恢复心肌功能，均为经验之谈，堪可效法。

祖国医学早有瘀血与精神状态有关的记载，不论是脑出血或脑缺血，其主要病理机制皆属瘀血为患，故临床用药勿忘化瘀，在中风昏迷促苏醒中倡化瘀之蒲黄与开窍引经之菖蒲同用，血管瘤的治疗用破血行瘀之水蛭与软坚散结之牡蛎同用，脑动脉硬化和老年性痴呆、老年性精神病，病理改变以大脑的萎缩和变性为主，通过临床实践用活血化瘀方法治疗，取得了一定的效果。

三、心血管疾病的治疗方法

心血管疾病包括冠心病、心肌梗死、高脂血症、病毒性心肌炎、高血压病、肺心病等。本系统疾病的病理特点是：本虚标实，即阴阳、气血虚损是其本，血瘀、痰浊、气滞是其标。其主要治法有如下几种：

1. 活血化瘀法

活血化瘀法是中医治疗心血管疾病运用最早、使用最多的方法。以冠心病心绞痛为例，皆具有血瘀表现。心主血脉，是血液运行的主导，凡情志所伤，气机郁结，气滞日久，血流不畅则脉络瘀滞，或久病入络，气滞血瘀，心脉瘀阻均可发为此病。症见胸痛阵作，或刺痛不休，或疼痛如绞，脉涩舌紫。凡见此证当活血化瘀、宣畅气机、升清降浊为其首务。王清任"血府逐瘀汤"最为合拍，惟剂量与一般

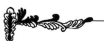

用法恒有不同，其中柴胡、枳壳、川芎量都加大，有人谓柴胡其性升，多舍之不用。实则柴胡配生地，既监制生地之滋腻又抑柴胡之升散。常喜加入蒲黄一味，且多生用。若心痛剧烈，可加血竭粉与三七粉和匀吞服，每次1.5克，一日三次，效果显著。或加乳香、没药、麝香粉以开导经脉、活血定痛。血瘀较轻者可用丹参饮、手拈散等。活血化瘀方药有畅通血脉、缓解疼痛作用。近代药理发现，这些方药大多具有增加冠状动脉血流量，降低心肌耗氧量，改善心肌缺血缺氧状态，加强心肌收缩力，减慢心率等作用。如毛冬青、参三七、山楂、失笑散、降香、赤芍等实验和临床观察提示，对冠心病心绞痛确有效果，丹参还有促进心肌细胞的再生，促进坏死组织的吸收和肉芽组织的形成，加速心肌梗死的修复过程。活血化瘀药物还有抗血栓形成和改善脂质代谢的作用，毛冬青、红花、川芎、水蛭、虻虫、三棱、地鳖虫能使血小板凝聚时间延长，丹参、红花、赤芍、降香组成的复方能抑制血小板聚集，这对预防心肌梗死有利。脂质代谢紊乱，其中胆固醇、甘油三酯明显增加，血清黏度和红细胞电泳减慢成正比，姜黄、红花、郁金、丹参、山楂、当归等都有改善脂质代谢的效果。在运用活血化瘀法时，当根据病情变化灵活地配以其他药物，则可大大扩大在心血管疾病中的运用范围。例如，配以补气药治疗冠心病、心绞痛、心肌梗死、心肌炎等，疗效往往优于单用活血药。活血化瘀与清热解毒同用治疗肺心病急性发作期，效果优于西药。活血化瘀药与平肝潜阳药用同治疗高血压病，较单纯用平肝潜阳法好。临床发现活血化瘀治疗心律失常，如对早搏、房颤、房速等，用量不宜大，因其激发功能，而对病窦、传导阻滞等属心率慢者，用量又可加大。

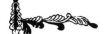

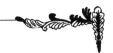

2. 回阳救逆法

心体阴而用阳，心阳衰弱即心的正常功能衰退，往往出现虚寒证候。强调温运阳气是治疗心血管疾病的重要法则，尤其对一些危重的心血管病，更不可忽视温运阳气的必要性。习用《伤寒论》少阴病方中的"麻黄附子细辛汤"治疗肺心病或肺心合并心力衰竭。本方原治少阴感寒证，取麻黄发汗解寒，附子温寒补阳，细辛发散温经，三味组方，补散兼施，虽发微汗，但无损阳气，历代医学称之为温经散寒之神剂。麻黄作用在肺，其效甚暂，必与附子同用，振奋心肾之阳。麻黄、附子并施，内外衔调，则风寒散而阳自归，精得藏而阳不扰。细辛功能温肺定喘，用量宜大，习用4.5~9克，虽辛散有余，但配以附子则平喘降逆，效如桴鼓。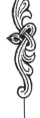还有附子汤治疗冠心病、心绞痛、心肌梗死，以附子温阳散寒，人参、白术、茯苓甘温益气，芍药和营活血，诸药合用，共奏温经散寒、益气活血之功。晚近治疗冠心病，多崇气滞血瘀或痰瘀交阻之说，或理气，或逐瘀，或祛痰，或通痹，虽取效于一时，但每易反复。在长期临床实践中我体会到冠心病心绞痛、心肌梗死等引起的胸痛，其实质多为阳虚阴凝。阳虚为本，阴凝为标，立法用药以温阳为主，解凝为辅，以附子汤加减，不仅止痛效果明显，且疗效巩固持久。

通脉四逆汤治疗病态窦房结综合征，历代医家对本方能起下焦之元阳，续欲绝之脉极为赏识。病态窦房结综合征属中医心悸、怔忡、胸痹、昏厥等证范畴，其脉均表现为沉、迟、涩等。临床以阳虚、气虚多见，选用通脉四逆汤每能奏效。对无脉症、低血压、肢端青紫症等也可用本方加减治疗。急救回阳汤治三衰有很好效果。"急救回阳汤"渊出王清任《医林改错》，原为吐泻后转筋，身凉汗出而设，内容为

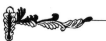

党参、附子、干姜、白术、甘草、桃仁、红花，功能回阳救逆，促使气通血活，化险为夷。"三衰"多发生于久病及老年病人，而多有血瘀之基础。治厥逆急症，颇为应手。附子是回阳救逆的主药，在使用时既要大胆，又要适当配伍，制其有余，调其不足，则可扩大附子在心血管疾病中的运用。

3. 扶正补益法

《内经》云："涩则心痛。"《金匮》则以胸阳痹阻而立胸痹之名，涩者血脉不畅，痹者郁阻不通，历代医家多以"不通则痛"解释胸痹心痛的病机。我通过临床，认为"不通则痛"仅是胸痹心痛病机的一个方面，而虚则不荣，心失所养亦可产生心痛，即"不荣亦痛"，即使是瘀血、痰浊、气滞等痹阻心脉，不通则痛，但瘀血、痰浊、气滞等，多因脏腑虚损，功能减弱而产生。因此心血管疾病多为虚证或本虚标实之证，心气虚为本，瘀血、痰浊、气滞均为标。"心主血脉"，"营行脉中，卫行脉外，营周不休……如环无端。"心具有推动血液循环之功能，此功能主要靠心气来实现。心气包括心阴、心阳，心阴是心之活动的物质基础，包括心血及其他一切营养物质，起着濡养心及血脉的作用，心居膈上，为阳中之阳脏，心阳具有温煦心脉的作用，心阴、心阳化合而产生心气，使心具有推动血脉循行等功能。心阴、心阳需保持相对平衡、才能维持心脏的正常功能，无论心阴、心阳，其虚损不足均可致心脏功能减弱，虚弱邪干之，寒邪、瘀血、痰浊、气滞等乘心脉虚衰而侵之痹阻心脉，而作心痛。"邪之所凑，其气必虚"。胸痹心痛产生的根源在于心气不足，扶正补益法也是治疗心血管疾病的重要方法之一。但人是有机的整体，人体各种功能的发挥，需要各个脏腑器官的协调。我在强调心气不足是胸痹心痛产生的根源同时，又

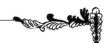

指出其他脏腑的功能失调均可影响到心，如脾为后天之本，气血生化之源，脾虚则气血生化不足。心肾为水火之脏，心肾相交，水火既济，若肾虚则心失濡养温煦。肝主疏泄，心之运血，靠肝疏泄之助等。所以扶正补益涉及范围甚广。自拟"益心汤"，功能益气化瘀，活血通脉，用治冠心病心绞痛，心肌梗死等，多能较快地缓解症状，尤其对老年患者及心肌炎后遗症，凡属气虚血瘀者用之皆效。正如张锡纯所言："气血同虚不能流通而作痛者，则以补虚通络为宜，不可唯事开破。"此外常以健脾益气养血之归脾汤加琥珀，治疗冠心病、病态窦房结综合征。补养脾胃调治心病须循序渐进，补中寓疏，因人因时制宜，尤以夏月之际，常用李东垣清暑益气汤治疗冠心病，疗效亦佳。方中补中益气汤补气健脾，合生脉散益气复脉，佐黄柏、苍术清暑化湿。东垣云："夏月服生脉散加黄芪、甘草，令人气力涌出。"可见此方之奥义。还有以温养气血的"炙甘草汤"治心动过缓；以滋养阴血的"三甲复脉汤"治心动过速；以补气益阴的生脉散加减治慢性心衰、冠心病、心肌炎等。

4. 通阳化浊法

心居阳位，为清旷之区，诸阳受气于胸中。故凡素体心气不足或心阳不振致胸阳不展，气血运行不畅，痰浊阻滞，饮凝胸中，阳气失于斡旋，则痹阻心脉、胸痹心痛之证遂作。临床证明，心血管疾病患者出现胸闷苔腻等痰浊症状者，乃病情发作的先兆，通阳化浊法有利于缓解病情，此法为治疗胸痹心痛常用方法。故凡见胸膺痞闷、或心痛彻背甚则背部恶寒、舌淡苔白而润，遵《内经》"心病宜食薤"及"辛走气，多食之，令人洞心"之旨，法宗仲景，以瓜蒌薤白通阳为主，选加半夏、茯苓、橘皮、枳壳、桔梗、菖蒲、

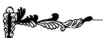

郁金等。菖蒲引药入心，缓解症状迅速，半夏常以生用，选煎入药，常用量为 10 克，以加强化饮散结之力。

饮为阴邪，得温则化，得寒则凝，欲求宣痹化饮，温通心阳，附子在所必用，也可加干姜，取"离照当空，阴霾自散"之意。此外从脏腑相关理论出发，临床见到不少血管疾病患者以餐后痛剧、餐后发作各种心律紊乱，从"心胃同治"着手，用调理脾胃之橘枳姜汤，清化痰热之温胆汤等针对痞满食滞、肝胃不和及湿热中阻之心胸作痛、发作性快速心律失常者，效果也好。

5. 芳香开窍法

芳香开窍又称为芳香温通法，这是目前应用较广泛的一种缓解心绞痛的有效方法，其特点是疗效迅速，故用于心绞痛急性发作期。此法适用于心胸疼痛属寒邪凝滞型的心血管疾病，其源出之"寒则凝、温则通"的理论。常用药物有麝香、冰片、细辛、苏合香、良姜等。功能宣通阳气，疏通阳气，疏通血脉。

临床凡见心血管疾病以寒凝气滞而成心绞痛急性发作者，以破滞为主，麝香保心丸为首选，冠心苏合丸、苏合香丸常用外，亦可取用六神丸。此外，云南白药中红丸，俗称保险子，镇痛力颇强，亦可用治心痛，但其性烈而猛，只宜痛时暂用，每次不超过二粒。芳香开窍方药辛散走窜，易耗气伤阴，仅适合于急救，不宜久用，故急性发作期后当转入剿抚兼施，固本清源。

四、脑血管疾病的治疗方法

脑血管疾病又称脑血管意外、脑卒中，俗称"中风"，是中老年人常见的一种急性疾病。在昏仆期以辨别闭证、脱

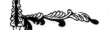

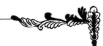

证为关键，昏仆期后可辨证地选用补益、清热、息风、化痰、活血等法。临床归纳为以下几种方法。

1. 豁痰开窍法

内风暴动，气血走于上，颠仆痰涌、昏迷痉厥，证有闭脱之分，形状相同，则治法大有区别。闭者是痰气之窒塞，脱者是正气之散亡，闭者宜开，脱者宜固，开关固脱，为治疗中风猝仆一实一虚两大法门。证情复杂，当审因论治，理法步骤，不可紊乱。症见目瞪口呆、牙关紧闭、喉中曳锯、鼻鼾气粗、两手握固、苔腻脉洪，此属闭证，亟以开其闭塞为急务。闭证首分阴阳，阳闭多用安宫牛黄丸、紫雪丹鼻饲。牙关不开者，用乌梅肉擦其牙，取其酸能抑木、摄纳肝阳、化刚为柔之功，而紧闭自启。再用姜汤送服三蛇胆陈皮末，继予中风牛黄丸灌服，中风牛黄丸乃家传方。也可静脉滴注"醒脑净"以醒神开窍。阴闭则用苏合香丸、冠心苏合丸灌服，不论阴闭阳闭，均可用石菖蒲根开窍，以振奋清阳，荡涤垢浊，鲜者四两至半斤捣汁调猴枣散灌服，干品60~90克水煎服，或与生半夏同煎也可。因痰塞而脉沉无热为寒痰上壅，其胸中清阳之气，已为浊阴蔽塞不通，非燥烈大温之药，不能开泄，还可配合羚羊粉鼻饲。危急时羚羊粉量宜大，宜其效专力宏，苏醒后则宜选用清热化痰、平肝潜阳辅以活血之剂。

2. 扶正固脱法

猝暴痉厥，由肝阳上升，热痰壅塞，多属闭证，然亦有真阳虚竭于下，致无根之火，仓猝飞腾，气涌痰奔，上蒙清窍，忽然痉厥，而出现目合、手撒、冷汗淋漓、二便自遗、气息俱微之脱证。多见于中风之病情危笃时，以阳气虚脱为多，也有阴阳俱脱者，当予扶正固脱法。阳气虚脱以独参汤

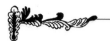

或参附汤，因阳气暴脱，非人参大力，不能救危于俄顷，阴脱于里，阳亡于外，独参犹恐不及，故必合气雄性烈之附子，方克有济。如其阳未尽越，肢冷未甚，可用炮制之附子，若其阳气暴绝，冷汗淋漓，则又非生用不可。汗出不止者或参附汤合生脉散。临床常见脑血管疾病出现脱证时，往往表现虚实相夹、内闭外脱。因此治疗时既要救脱，又须开闭，在使用上述方药时，还必须配以羚羊角、竹沥、姜汁、导痰汤、至宝丹等平肝潜阳、豁痰开窍。

3. 泄热通腑法

临床所见出血性中风急性期以风、痰、火为主，恢复期则重风、痰、瘀。由于突然发病，胃肠满实，风、痰、火主要在身上部，釜底抽薪，上病取下，通其腑气，实为救治中风之要诀，此类症候阳闭者多见。由此可知，腑气不通与病情轻重、转归及预后均有密切关系，根据脏病"以腑为出路"的原则，取通腑泻下，清热化瘀之剂以祛邪安正，利于缓解病情。大黄为救治中风之圣药，应根据病情而加减。如痰火炽盛，温胆汤加大黄；兼气虚者，补中益气汤加大黄、芒硝。但需注意的是，泻下不宜过猛，以免过耗正气，同时泻下过频，多次搬动，有可能加重病情，而且体弱者应予轻剂，或攻补兼施，方为妥帖。

4. 滋阴潜阳法

猝暴昏仆之证，无论或闭或脱，其所以致此猝然之变者，皆木火猖狂，煽风上激，扰乱清空之窍，或龙雷奔迅、激越飞扬，而离安全之乡。盖木焰之鸱张，龙雷之暴动，无论为肝为肾，皆相火不安于窟穴，故滋阴潜阳为急要之良图。运用本法可使阴液得复，肝肾得养，火降风息。常用方剂为"地黄饮子"或"风引汤"等。对风引汤的运用颇有心

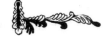

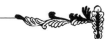

得，清热泻火，潜阳息风确有奇功。具体用药多以潜镇之介石类为主。珍珠母、玳瑁、石决明之属皆潜阳妙剂。石类中磁石、龙骨具有吸引力者，功用亦同，再加柔肝抑木、引热下行之山羊角、牛膝、元参、蒲黄等以驾驭其方张之势焰，抑遏其奋迅之波澜，对肝阳上亢而致肝风内动诸症皆有良效。中风乃虚实并存、本虚标实之病，在投滋阴潜阳剂时也需伍以他药，兼血瘀加丹参、桃仁；兼痰热加栝蒌、半夏；热甚加黄芩、连翘；阴虚及阳，加肉苁蓉、巴戟天等。

5. 搜风通络法

中风的治疗，随着历史的发展，逐渐趋于治内因为主，祛风剂的使用，日益减少。但"风为百病之长"，"高巅之上，唯风可到"。大凡头痛剧烈或肢体偏废、拘急、肌肤不仁等风邪入络型的脑血管疾病可运用本法，此治法仍具有实用价值。常用方剂有九味羌活汤、大秦艽汤、小续命汤等。古人云："治风先治血，血行风自灭。"治血包括养血和活血，风邪外中，必因正气先虚，或脏腑阴阳失调始得之，故血虚络空者，搜风兼养血清热；血脉痹阻者，搜风辅活血通络；气机壅塞者，搜风宜调畅气机。临床喜用川芎，以其能行血中之气，祛血中之风，且上行头目，配以羌活、石楠叶、桃仁、红花、僵蚕等。治头痛剧烈之脑血管病甚为应手，对颅内血肿、脑血管畸形也以此法加水蛭等品颇有效验。

中风后遗症期，多见手足不仁，半身不遂及刺痛瘫痪，此乃气血上菀，心脑被其扰乱而失其功用，经络隧道为痰瘀阻塞，气机已滞，血脉不灵，也可予此法。活血通络以疗瘫痪，应掌握时机，旬月以后，大势已平，即可使用，若其不遂已久，机械固已锈蚀，虽有神丹，也难强起。此外需注意部位用药，上肢宜加桑枝，下肢宜加牛膝，疼痛较剧者，全

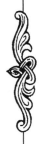

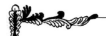

蝎、蜈蚣之属也可加入，因虫类善搜剔经络血瘀之故。

6. 活血化瘀法

活血化瘀疗法在脑血管疾病的运用中尤为突出。基于脑血管疾病的主要机理为瘀血阻于脉络，故活血化瘀可贯穿治疗的始终。从"血无止法"这一观点出发，离经之血也是瘀，瘀血清除，心脑方可恢复清灵之用。在出血性中风运用此法已获得成功经验，其经验是：水蛭破血，逐瘀利水，药理成分含有水蛭素，功能抗凝，并有扩血管，降低血液黏稠度和增加血流量等多种作用，无论出血性与缺血性均可运用，水蛭生用粉剂吞服效果尤佳。以羚羊粉配犀角粉灌服，可防治颅内出血，以犀角地黄汤加大黄、土牛膝清热泻火，凉血散瘀，多有验者。但需强调的是：活血化瘀药在不同时期有不同的用法，出血时当以丹皮、桃仁、赤芍、生三七之属，其中竹节三七止血效果最佳，云南白药也可选用。还可配合外治法，附子粉敷涌泉穴或生大黄末调鸡蛋清敷太阳穴以引火下行，临床还特别推崇童便止血，可提倡运用。

脑出血病人使用活血化瘀药不仅无弊，且有利于病情的康复。因此对急性出血性中风除重症昏迷宜用平肝、豁痰、开窍法外，凡有瘀血症状者，均可用活血化瘀法，这样既有利于止血，又能加速血肿的吸收和解除脑受压，有利于神经功能的恢复。中风的预防为：慎起居、节饮食、调情志。慎起居即为生活要有规律，并参加保健锻炼。节饮食指饮食有节制，不暴饮暴食，不过饥过饱。膳食合理搭配，定时、定量，并宜清淡、戒烟酒。调情志是指避免情绪激动，安定的日常生活，调和阴阳刚柔。另外还要做到早期发现中风先兆，如偶而一阵头晕；头部无故一阵发沉；耳内无故一阵风响；平素聪明忽然无记性等，当及早采取防治措施。中风预

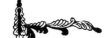

防选用化瘀之生蒲黄、利于药物吸收之苍术、引经之川芎、补气之黄芪，药止四味，力量较厚，定名为"预防一号"，对中风的防治，已具效验。

对脑动脉硬化及老年性痴呆的治疗从长期临床实践中发现也是与瘀血有关，倡用活血化瘀方药进行治疗取得了较好的疗效。脑为元神之府，髓之海，六腑清阳之气，五藏精华之血，皆聚会于头。根据"脑髓纯者灵、杂者钝"的病机，清灵之府因瘀而不能与脏气相接，脑失其养，遂致"杂者钝"。此病忌补，应疏通脉道，推陈致新，常用癫狂梦醒汤或益气聪明汤，或黄连温胆汤合通窍活血汤加味，辅以川芎、通天草轻清上逸，善行气血，引药入脑则疗效更佳。

五、急性脑血管病诊治经验举隅

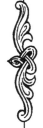

急性脑血管病是指由于各种原因，特别对在高血压和脑动脉硬化的基础上，突然产生的急性脑血管循环障碍而言，临床上常出现头痛头晕，意识障碍等症状和偏瘫、失语。发病往往在一瞬间，数分钟、数小时，至多在 1~2 天内，对人的损害达到高峰。其发病率、病死率、致残率均很高。急性脑血管病主要指脑溢血、蛛网膜下腔出血、脑血栓形成和脑栓塞，与中医学中的"中风"病类似。因其发病急骤、症见多端、变化迅速，与风的善行数变的特征相似而得名。临床上本病以猝然昏仆，不省人事，伴有口眼㖞斜、语言不利、半身不遂；或不经昏仆，而仅以㖞僻不遂为主的一种疾病，多由忧思恼怒、饮食不节、恣食不节、恣酒纵欲等因，以致阴阳失调，脏腑气偏，气血逆乱而成。

闭脱二证是中风之重证，宜急救之。一般认为，闭证宜开窍醒神，阳闭治以辛凉，阴闭施以辛温，脱证则宜回阳救脱。中风猝然昏仆，神志不清，初期多为闭证，若救治不及或用药不当，或邪盛正衰遂使病情加转为脱症，可见四肢厥冷，手撒遗尿，大汗淋漓，病至重危，故救治闭证乃是能否使中风重症转危为安的关键。中风闭证虽有阳闭、阴闭之分，但临床以风阳暴升而致阳闭多见。曾治束某，中风，不省人事，牙关紧闭，两手固握，痰鸣鼻鼾，目合，遗尿，口角流涎，手足抽搐，汗出如珠，便结面赤，脉弦大无伦，肝风夹痰热内闭，急以鼻饲至宝丹、苏合香丸各一粒，继用汤剂：羚羊角尖（磨冲）1.5克，明天麻4.5克，双勾（后下）12克，生石决（先煎）60克，杭菊花9克，天竺黄6克，陈胆星6克，生牡蛎（先煎）30克，杭白芍12克，药后大府畅通，神志初清，牙关已开，有粘痰吐出，大汗已收，抽搐亦稀，面赤大减，脉弦大也平，舌本仍謇涩，舌苔腻黄。机窍初启，痰热逗留，肝风犹未平。当平肝息风，化痰通络。改用：羚羊尖（磨冲）1.5克，明天麻4.5克，双勾（后下）12克，僵蚕9克，冬桑叶9克，生石决（先煎）15克，杭菊花12克，磁石（先煎）18克，白蒺藜12克，云苓神各9克，生蒲黄15克（包），竹沥夏6克，陈皮4.5克，九节蒲6克，炙远志9克，渐思谷食，舌苔腻黄将化，脉细滑数。风阳初潜，肾阴暗耗，痰热未除，转为育阴养胃，兼化痰热。药用川石斛12克，麦冬9克，珍珠母9（先煎）18克，决明子12克，海蛤粉12克，橘络4.5克，川贝母6克，生白芍12克，杭菊花6克，料豆衣12克，冬瓜子12克，竹沥夏6克，生蒲黄15克（包）。待饮食日增，渐能行动，原方加入别直参须4.5克，丝瓜络9克，调理善后。

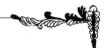

周围血管病论治五法

周围血管病包括阻塞性脉管炎、雷诺氏病、红斑性肢痛症、下肢静脉曲张、深静脉血栓形成以及血管瘤等多种疾病，临床治疗颇为棘手。

一、活血化瘀

用于各种脉管炎、静脉炎、雷诺氏病等。症见局部肿胀、刺痛、皮肤红斑、结节、紫绀、舌黯脉涩等。气血乃构成人体的基本物质，气血流通无所不至，故"血脉流通，病不得生"，特别是"脉者，血之府"，故血管病表现为血瘀最为常见，虽然其临床表现不一，但其瘀阻血脉，隧道不通之机理则一，用活血化瘀，异病同治。常用红花、桃仁、赤芍、川芎、当归、丹参、郁金、水蛭、生蒲黄、川牛膝等。

例 1　毛某，女，18 岁，学生。1991 年 2 月 4 日初诊，门诊号 472186。

患静脉炎，右上肢肿胀疼痛不已 1 年，日益肿大，至为痛苦，外科拟截肢，因家长不愿意而经八五医院介绍求诊于颜老。症见右上肢红肿疼痛，周径为 36cm，青筋暴露，肌肉紧张，不能持物，年已及笄，月经未潮，舌紫、苔薄腻，脉细小。良由瘀滞血络所致，用活血化瘀法。

丹参、威灵仙、王不留行各 12 克，桃仁、当归、川芎、郁金、延胡索、茯苓、炮穿山甲、党参各 9 克，红花 6 克，甘草 4 克。

头 2 煎内服，3 煎加酒少许，青葱 3 支，外熏患处，日

2 次。7 剂后肿势略退，活动则酸痛加剧，青筋仍暴露，舌苔薄腻，脉细涩。病已经年，难求速效，同上方去郁金，加海藻、昆布各 9 克，用法同前，服 30 剂，月经来潮，病情显著好转，局部肿胀消退 13 厘米，皮色不红，肌肉柔软，活动时偶尔发现右大拇指青筋暴露，仍以上方改为散剂服，每服 6 克，日 2 次，再 1 月，症状全部消失。

二、温以散寒

用于肢体寒冷发紫，疼痛剧烈，舌淡脉细，或脉搏难以触及属寒凝型慢性血管病。张仲景用通脉四逆汤治阴证厥逆，脉沉微细欲绝，取其伸发阳气，化凝复脉，可以效法。临床常以阳和汤与麻黄附子细辛汤加减，药用麻黄、附子、桂枝、细辛、毛冬青、白芥子、当归、川芎、红花等。本法温经散寒，回阳通脉，扩张血管，具有改善肢体血液循环作用，若与补气养血等法配合，灵活运用，疗效更佳。

例 2　谈某，男，35 岁，木工。1994 年 9 月 27 日初诊，门诊号 216555。

原患下肢关节炎，后因不慎扭伤足部，酸痛更甚，曾进行局封，酸痛好转，但此后两下肢麻木不仁，不能行走，稍受寒冷，即出现雷诺氏证候，症见两侧上下肢苍白青紫，自觉麻木胀痛，手足不用，苔薄白，脉弦细，脾肾不足，寒凝气血，瘀滞经络，治以温经散寒。

附子、赤芍各 10 克，桂枝、当归、川牛膝各 15 克，干姜 6 克，生黄芪 24 克，党参 18 克，白术 12 克，红花 9 克，甘草 5 克。

服 30 剂后症状次第消失。继以河车大造丸，每次 6 克，日 2 次，连服 3 月而愈。

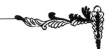

三、清热解毒

用于局部红肿疼痛，高热烦躁，舌红脉数等热毒型周围血管病，如急性血管炎以及病程日久，肢体出现溃烂继发感染者。在具体应用时应根据热毒轻重和体质不同使用清热解毒、清热凉血、养阴清热等方法，常用方剂如仙方活命饮、五味消毒饮、犀角地黄汤、四妙勇安汤等，如脓水流漓，为湿热偏盛者，加用三妙散，同时配合活血化瘀以提高疗效。

例3　王某，男，37岁，工人。1979年5月29日初诊，门诊号578842。

患脱疽1载，溃破疼痛，近来增剧，夜不安眠，舌红而干、苔薄黄，脉细数。瘀热交搏，气血运行不畅，脉络阻塞，治拟清热化瘀，和营通络。

金银花、玄参、丹参各15克，忍冬藤30克，当归、丹皮各9克，川牛膝10克，乳香、没药、生甘草各4.5克。

另用中药洋金花浸液外洗，足趾溃疡逐渐愈合，下肢疼痛消失。

四、扶正祛邪

用于身体虚弱，肌肉萎缩，肢体慢性溃疡久不愈合，或疾病恢复期，正气耗伤的周围血管病。凡见此证，因气血亏虚，血行不畅，艰涩成瘀，因虚而瘀，因瘀而虚，互为因果，久病难复，故须补益与祛邪并进。如正气虚弱，热毒炽盛，当以补气与清热同用，若病情稳定阶段，多以补益气血与活血化瘀兼顾，以防止复发，临床常用黄芪桂枝五物汤、补阳还五汤、桃红四物汤加减。

例4　章某，男，62岁，干部。1993年12月7日初诊，门诊号 711422。

阑尾炎切除术后出现右下肢深静脉炎，行动后疼痛加剧，局部皮温较低，自觉胸痞心悸，舌淡，苔薄，脉沉涩。证属气血瘀滞，复以高年积劳，气分已虚，气虚则血流不畅，更益瘀血之势。故拟益气化瘀、标本兼顾。

生黄芪 30 克，桂枝、地龙各 6 克，当归、红花、川芎、王不留行各 9 克，桃仁、川牛膝、威灵仙各 12 克。

8 剂后，下肢有汗，为循环来复之兆，同上方加鹿角 9 克，桂枝加为 9 克，以加强温通补益之力，连服 12 剂，症状完全消失。

五、软坚散结

用于患肢结节、硬索状物、肿胀疼痛，或肢体麻木、发冷疼痛属痰瘀交阻型的周围血管病，如结节性脉管炎、血管瘤等，常用药物如夏枯草、牡蛎、玄参、海藻、昆布等，与化痰药如栝蒌、贝母、海浮石或活血药当归、莪术、红花同用。若病情顽固难愈则用虫类搜剔，如水蛭、虻虫、全蝎、地龙等以加强疗效。

例5　林某，男，30 岁，工人。1990 年 12 月 1 日初诊，门诊号 423318。

病已 10 多年，遍体大小紫色肿块累累，质软隆起，压痛不显，南京某医院诊为"血管瘤"，因范围广泛，治疗困难，建议中药治疗而前来就诊。症见舌紫，苔薄腻，脉细涩。病已日久，痰瘀交结已成凝块，当软坚散结，活血化瘀。

海藻、昆布、贝母、当归、桃仁、红花、赤芍各 9 克，牡蛎 30 克，黄药子 18 克，柴胡、川芎、牛膝各 4.5 克，生

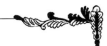

地 15 克，甘草 3 克。

7 剂后局部紫色转淡，且有收缩之佳象，治有效果，仍守之，原方加水蛭粉（吞）3 克，治后肿块逐渐收缩。症延已久，势难速效，同上方再加莪术 9 克，7 剂后将原方制丸常服，缓图根治。

从阴阳辨治脾胃病

脾胃同居中州，脾气升，主运化；胃气降，主受纳；阴阳相配，升降既济。一旦为病，胃为阳土，法宜润降；脾属阴脏，治当温运，是乃正治。然病变无穷、阳腑有阳伤之疾，阴脏有阴亏之虞，故有温胃阳，救脾阴之治者，乃为变法。如此则知其常，达其变，调整脾胃阴阳之法全矣。

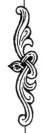

一、阳脏阳伤，温胃当从釜底加薪

胃为阳土，多气多血，故有阳明阳脏之称，胃为水谷之海，日以纳食消谷为职，故凡饮食生冷，水湿内停，多伤胃阳，其在衰弱体质，老年病后胃阳不振者，尤为多见。诸多医家更重胃阴而忽视胃阳，叶天士提出"胃阴学说"。《素问·生气通天论》曰："阳气者，若天与日，失其所则折寿而不彰"，我在临床多宗《内经》之旨，认为"五脏六腑皆分阴阳，独胃腑无阳乎？"十分重视胃阳之作用，故凡见水谷积滞胃腑，阻遏不通而致反胃、恶心呕吐、泛酸诸症，多责之于胃阳不振、浊阴潜踞所致。用药非温而通者，不得复其阳，非通而走者，不能祛其寒，法当釜底加薪，温通胃阳，喜用附子、荜澄茄、荜茇、吴萸、公丁香、半夏、茯苓、枳壳、川朴等品。

例一 蔡某，男，55岁，1989年1月8日初诊，门诊号422881。

患者有胃病史二十余年，经多次胃肠钡餐摄片、胃镜检查，确诊为十二指肠球部溃疡、胃窦炎，曾三次因合并幽门梗阻而住院，近因出差外地，劳累过度，复感寒凉，而致胃脘疼痛，恶心频频，朝食暮吐，形寒畏冷，腑气四日未行，舌淡苔白腻，脉沉小弦，前医予硝朴通积汤加减未见效。证属脾胃阳气素虚，复感寒邪，阴寒凝于中焦，先予理气通腑之品，腑气虽通，但胃阳未振，胃中无火，难于腐熟水谷，当宜温通胃阳。

附子9克，干姜2.4克，半夏10克，川朴6克，枳实9克，代赭石15克，莱菔子30克，茯苓12克，大黄9克。

一剂后，恶心顿减，未再呕吐，胃脘疼痛消失，知饥思进食，后以健脾和胃收功。

【按】本例症见恶心频频、朝食暮吐，证属“反胃”，且见形寒怕冷，舌淡苔白腻，寒象亦见。景岳谓：“反胃系真火式微，胃寒脾弱，不能消谷。”故抓住胃阳不振这一病机，重用附子配干姜以温通胃阳，古人只谓附子温肾阳，岂不知胃寒得附子，尤如釜底加薪，则火能生土，坎阳鼓动，中宫大健，胃之腐熟功能得复矣！

二、阳腑津伤，法宗叶桂酸甘滋润

前贤谓太阴之土，得阳始运，阳明阳土，得阴自安，以脾喜燥恶湿，胃喜润宜降故也。张仲景急下存阴之法，治在胃；东垣大升阳气，治在脾。清代名医叶天士阐发先贤之

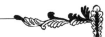

论，谓胃主承纳下降，以通为用，故凡辛香刚燥之品，非胃所宜，即理中、平胃之属，四君、异功等方，竟为治脾之药，辛香伤胃、呆钝守中，非胃腑宜通之法。故创治胃"宜凉、宜润、宜降、宜通"之说，使治胃法更趋完备。我对叶氏"养胃阴"之说颇为赞同。临证见禀质木火之体，胃津耗伤，以致嘈杂灼热、胃脘疼痛、口干舌红等症，常用清养胃阴之法，药以酸甘滋润，如木瓜、白芍、乌梅、麦冬、石斛、沙参等品，口苦加蒲公英、山栀；脘胀加八月札、娑罗子、檀香、麦芽等，清胃而不伤津，理气而不伤阴。认为"胃宜降则和者，非用辛开苦降，亦非苦寒下夺屡损胃气，不过甘寒或酸甘滋润以养胃阴，则津液来复，胃之通降即复矣！"

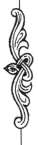

例二　王某，女，62岁，1995年7月7日初诊，门诊号484841。

原有胃脘疼痛病史多年，经纤维胃镜检查为"慢性浅表性胃炎，部分萎缩，伴十二指肠球部溃疡"。刻诊：面萎少华，脘腹灼热隐痛而胀，口干便艰，脉细数，舌红苔薄，瘀热交搏，热灼胃阴，法宗叶氏酸甘滋润。

炙乌梅9克，木瓜9克，白芍9克，芦根30克，蒲公英15克，桃仁9克，生麦芽30克，檀香1.5克，八月札9克，娑罗子9克，枳术丸（包）9克。

服7剂后，脘痛见减，上方略予增损以缓图之。

【按】该例西医诊断为"胃炎合并溃疡"。现代检查可以扩充四诊视野，为我所用，故凡见胃中充血溃疡，多提示有热。当谓"清得一分热，便保得一分津"，方用甘凉滋润，既能清热养胃，又能柔络止痛。因有腹胀运迟，略加理气之品，药中肯綮，故效。

三、阴脏阳虚，温脾更须注重升清

脾为太阴阴脏，职司运化，喜燥恶湿，故凡寒湿外受或阳衰寒湿内生，每致太阴之阳受伤，不能运布中阳，俾阴寒窃踞、中焦滞钝而成湿邪壅塞、阳失斡旋之证，常见腹胀纳减，便溏形寒，肢冷面㿠，舌淡脉细等症，甚则脾不统血而为黑便。治脾之药宜动宜刚则运，温补极是，大忌阴腻静药。喜用附子理中、建中、黄土等方。脾胃同踞中州，是升降运动之枢纽，脾虚则清气不得宣升生发，浊气停滞不得下降，经曰："清气在下，则生飧泄，浊气在上，则生䐜胀"，是也，治疗当崇李东垣"升阳"之学，强调脾阳之生发，临床尤喜以升麻、苍术同用，以"升麻之轻而味之薄者，引脾胃之气上腾，复其本位，便能升浮行生长之令矣"。常配半夏、白术、茯苓、陈皮等品，胀甚则加檀香、砂仁、麦芽、枳壳。

例三　李某，男，48岁。1988年11月12日初诊，门诊号551662。

素有肝炎及胃窦炎病史多年，中脘痞胀，形寒便溏、面色㿠白少华，肢软乏力，脉细，舌淡苔薄腻，先投平胃散加味多剂无效，脾运失健，转以升清降浊。

升麻6克，苍白术各9克，半夏6克，陈皮6克，沉香曲9克，香橼皮9克，枳壳6克，大腹皮9克，佛手4.5克，娑罗子9克。7剂。

二诊：药后脘胀已消，诸症随减，再以升清泄浊，鼓舞中州，升麻重其剂，续进7剂，诸症皆除。

【按】该例素有肝病胃疾，湿浊本重，壅阻中焦，脾阳被困，津气当升不升，浊阴当降不降，故见中脘痞胀，形寒

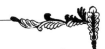

便溏，先投平胃散多剂无效，可知病机非独在胃，当究之脾阳不升。故方用升麻为君，以行升阳之令，配苍白术以健脾燥湿，如此则"调中之剂得升清之品而中自安，健脾方得燥湿之品而效益倍"。此用药相须之妙也。

四、阴脏阴亏，滋阴和营须助生化

脾阴之说，历代医家更少论及。脾为太阴之脏，藏精气而不泻，多脂多液。脾主运化，为胃行其津液，重在生化。故凡脾体本虚，胃强脾弱，胃火灼盛，耗伤脾阴，或老年肠燥，产后体虚，皆使脾气不得敷津，失其转输之能，而使脾失滋润之性，即为脾阴亏损。脾阴一亏，则见消渴，中脘嘈杂，大便秘结，舌红脉细等症，如《慎斋遗书·渴》云："盖多食不饱，饮多不止渴，脾阴之不足也。"由于脾阴胃阴彼此渗透，多难分别，然脾阴亏损多由内伤所致，胃阴不足，多系热伤津液，治胃偏于清热生津，治脾则当养阴和营。常喜应用富含脂液之品，如苁蓉、首乌、白芍、当归、杞子、麻仁等品。滋阴诸药虽可补其阴液，但不能助其生化，唯有加入白术一味，以滋其化源，才是治法，《慎斋遗书》云："专补脾阴之不足，用参苓白术散"，此即所谓"补脾不如健脾，健脾不如运脾"之意。

例四　钟某，女，62岁。1993年8月21日初诊，门诊号442271。

老年肠液枯燥，大腑不行，中脘灼热，不思饮食，脉细数，舌红苔薄，拟育阴健脾，化瘀通幽。

淡苁蓉15克，炙乌梅4.5克，生首乌9克，全当归9克，乌芝麻9克，桃仁9克，生白术9克，柿霜9克，蒲公英9克，山栀9克。7剂。

药后欣告大府得行，知饥思食。

【按】该例老年体虚，阴液不足，累及脾阴，损其脂液，故见中脘灼热而不思食；肠液枯涸，传导不利，而见大府不行。故方用苁蓉、首乌、乌梅、当归、桃仁、黑芝麻等富有脂液之品，既补脾阴，又润大肠；更加蒲公英、山栀清胃而断伤阴之源。寻绎方意，虽脱胎于"润肠丸"、"五仁丸"等方，但补中有清，滋中有化，其遣药更胜一筹。

臌胀虚实辨

辨治臌胀，每以虚实为纲，灵活应用疏肝、健脾、化湿、活血诸法，疗效显著。

一、湿热臌胀，选用小温中丸

臌胀虽有气臌、血臌、水臌、虫臌之分，然论其因，常由情志郁结，饮酒过多，或感染虫毒，黄疸日久，湿热壅结，肝脾同病所致。表现为腹大坚满，脘腹胀急疼痛，纳差，烦热口苦，渴不欲饮，小便赤涩，大便不畅，舌红、苔黄腻，脉弦滑数，治宜清热利湿，抑肝扶脾。尝谓："本病发展缓慢，初起不易觉察，迨至腹大如鼓，则已进入晚期，肝脾皆伤，不易痊愈，若徒用攻下则正气受戕，病更难愈，用药宜取丸剂缓图，汤剂仅可暂服。临床常用丹溪小温中丸，方以黄连、苦参清热燥湿；白术、陈皮、生姜健脾运中；钢针砂抑肝祛湿，大得《内经》"土郁夺之"之旨。凡湿热内壅，肝脾损伤之臌胀，不论有无腹水，均可投之。

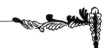

二、寒湿臌胀，宜用禹余粮丸

寒湿停聚，脾阳不振，水蓄不行，则见腹大脐凸，畏寒无热，二便涩少，舌黯不荣，脉细涩迟缓，当斡旋中阳，祛除寒湿。颜老常用禹余粮丸加减：禹余粮、蛇含石、钢针砂，皆醋煅研末，量人虚实随症加入羌活、川芎、三棱、莪术、白豆蔻、肉桂、炮姜、青皮、广木香、当归、大茴香、附子、陈皮、白蒺藜，各研为末，与前药和匀，加适量神曲糊为丸，如梧桐子大，每服三五十丸，日二服。服后腹水减后可减量，每日一服，兼用调补脾肾、补益气血等汤药，以资复原。王晋三曰："统论全方，不用逐水之药，不蹈重虚之戒，斯为神治也。"此方之义重在调和肝脾，熔通气活血，壮阳祛寒，除湿行滞等法于一炉，为治寒水臌胀之无上佳方。

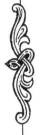

三、瘀滞臌胀，宜于活血搜络

初病在气，久病入络。盖臌胀日久，隧道壅滞，气血互结，表现为腹大坚满，脉络怒张，胁腹攻痛，面色黯黑，头颈胸臂有血痣，手掌赤痕，舌现紫斑，脉象细涩。血滞乃臌胀必现之证，故当活血化瘀，但血络阻滞日久，非纯用草木药可去，须配虫蚁搜络法去其阻塞，民间治痞积腹胀有采用蟑螂及茅屋虫等，焙干研末，调入粥内服用。也有用将军干一对研末吞服，治肝腹水有效。活血通络，原取法于仲景之大黄䗪虫丸、鳖甲煎丸。常用䗪虫、水蛭、穿山甲、当归、桃仁、蒲黄、益母草、泽兰叶、五灵脂，随症加减，多有痊者。

四、虚证臌胀，法当补而不滞

臌胀一证，病延稍久，肝脾日虚，进而肾脏亦虚，肾阳不足，命火式微，火不生土，则肝脾益虚。表现为腹胀、畏寒、面色苍白、下肢浮肿、脘闷纳呆，此时须用温阳利水，崇土健脾之法，方用苓桂术甘汤合金匮肾气丸加减。尝谓，臌胀为壅滞之病，虽见虚须补，然须补而能通，才合法度，若投呆补，滞而不通，反使气机闭塞，胀满更甚。故用人参、白术，须佐川朴、茯苓；如用熟地、怀山药，须伍砂仁、陈皮；补阳宜兼温，补阴宜兼清，阴虚多热，补而忌燥；阳虚多寒，补而忌润，要做到补而不碍邪，去邪不伤正，才称完美。

五、知肝传脾，治宜崇土制木

崇土制木，调中健脾，不仅为治疗臌胀之大法，也可防止肝病之复发，乃取其相生相侮之义，临床多有验证。在具体用药上有以下特点：健脾不如运脾，首先喜用苍术，因其运脾燥湿，化湿解凝，健脾助运。其次用党参常以姜汁炒之，因临症呕恶每每可见，如此炮制，健运中州且有和胃止逆之功。另外，白术多重用，其源出自《日华子本草》，白术治水气，利小便，剂量为30克，倍其量投治，师出皆捷，殆含《内经》塞因塞用之义。

六、肝郁气滞，治以理气除满

畅通气机，冀大气一转，症情得减，证之临床，服用理气之品多有胸中大气一转，豁然开朗之感。具体用药多以莪术、带皮槟榔、枳实、川朴等破气除满，调气则以柴胡、绿

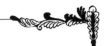

萼梅，降气则以降香合葶苈子，还喜用枳壳与桔梗一升一降，其壅滞之气得利。其次两个对药的运用：①沉香粉、琥珀粉小量吞服。《本草通玄》谓沉香温而不燥，行而不泄，扶脾而运行不倦，达肾而导火归元，有降气之功，无破气之害。琥珀专入血分，有散瘀止血，利水通淋之功，二药合用，利气畅血，相得益彰。②小茴香、泽泻合用，茴香温中，辛香发散，通阳化气，与利气渗湿之泽泻相伍则加强利水之效。茴香量宜小，泽泻量宜大，得心应手。外敷法：取麝香少许，蝼蛄数只，青葱二支，共捣敷脐。麝香通行十二经，芳香走窜之力极强，蝼蛄利水，青葱通阳，治肿满喘促，此法用之多验。

病案举例

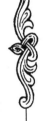

王某，男，65 岁。1986 年 1 月 21 日入院，住院号：9988。

1968 年患急性肝炎，1983 年发生腹水，诊断为肝硬化合并消渴症，以后每遇劳累即作，伴齿衄。体格检查：形体消瘦，面色黧黑，腹部膨隆，腹壁静脉怒张，腹水征（＋），腹围 89 厘米，肝肋下及，剑突下 2 厘米，下肢浮肿。实验室检查：肝功能、麝香草酚浊度试验（＋＋＋＋），麝香草酚絮状试验（＋＋＋＋），硫酸锌浊度 20 单位，白蛋白 2.22 克，球蛋白 4.8 克，白球比例 0.52：1，血糖 13.8mmol／L，尿糖（＋＋）。

大肉日削，少气懒言，齿衄时作，口干多饮，五心烦热，腹胀，小溲少，大便稍艰，脉沉细，舌红苔少见裂痕，虚中夹实。拟滋养肝肾，化瘀利水。

北沙参 12 克，麦冬 9 克，当归 9 克，枸杞 9 克，葶苈子 12 克，川楝子 9 克（吞），小茴香 2.4 克，泽泻 30 克，猪茯苓各 15 克，十枣丸 3 克（吞），生鳖甲 30 克（先煎），生

地 12 克，丹参 15 克，制军 6 克

服药后二便通利，腹围缩小，五心烦热亦减，拟利水调气。

（1）党参 15 克，黄芪 15 克，生鳖甲 30 克，花粉 9 克，知母 9 克，生白术 15 克，带皮茯苓 30 克，枳壳 4.5 克，葶苈子 9 克（另包），麦冬 9 克，石斛 9 克，沉香粉 0.6 克（吞服），琥珀粉 1.5 克（吞）

（2）食疗方：红茶鲫鱼汤。一月后，症情大减，精神已振，口干除，齿衄未作，腹胀亦失，腹水消退，腹围 78 厘米。实验室检查：肝功能好转，白球蛋白比例上升，血糖恢复正常，尿糖阴性，继以前方加丹参 15 克，桃仁 9 克巩固。

慢性肾炎慎过六关

慢性肾炎，为常见多发病。目前西医尚无特殊疗法，求治于中医者甚众。然缘于本病病程延绵，证候复杂而易反复，治疗颇为棘手。治疗本病应根据所处的不同阶段，解决好水肿、蛋白尿、血尿、贫血、高血压及晚期出现的尿毒症六关。

一、利水肿，温肾阳复真火

肿本乎水，经曰三阴结谓之水，即所谓"其标在肺，其制在脾，其本在肾"。因肾司开阖，阴气太盛关门常阖，水不下趋，通调转输之机不用，大水弥漫，彻内彻外，群阴

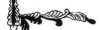

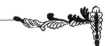

用事，汩没真阳，当此之际，开腠理，通三焦，利水道，非借温肾一法，难布阳和之局。肾中真阳之气得温而上升，脾之斡旋，肺之治节皆能复其职司，故主张温肾治水，宜峻宜猛，否则难以收功。药如附、桂、巴戟、干姜、椒目、茴香，不必因其大热而畏惧，但宜中病即止，水肿大势已却，即当减量或停用。临床常用温阳逐水饮。

鹿角片9克，肉桂3克，巴戟天9克，附子4.5克，黄芪24克，杜仲、猪苓、商陆、黑白丑各9克，泽泻15克，椒目2.4克，茯苓15克。

本方桂附同用，能守能走，其守者，下元则暖而肾气方充，其走者，经络淹瘀一并冲决，两物性体相补相助，大有还复真火，启发神机之功，屡用屡验。

二、消蛋白，重气化用风药

消除蛋白尿乃治慢性肾炎一大难题，诸贤多责肾封失职，精气外泄，从固肾涩精论治，虽有效者，然不效者亦多。因肾炎蛋白尿往往伴有许多细胞沉渣，此乃清浊不分，片面强调固涩反使沉瘀胶结，浊气不能外泄，精气反而渗漏。故治蛋白，重在气化，气化而愈者，愈出自然。尤其是肺主一身之气而行治节，肺气通调则气化有自，故用宣肺法控制蛋白尿，别出心裁。常用疏风汤：生紫菀、浮萍各9克，蝉衣6克，荆芥、防风、芫荽子、西河柳各9克，薄荷4.5克，米仁根30克。水煎服，每日2次，用于顽固性蛋白尿，近期疗效殊佳。另用龙蜂方：龙葵30克，蜂房9克，蛇莓、蜀羊泉各30克，以祛邪化瘀，拨乱反正可增强疗效。"水无风则平静而澄，遇风则波起浊泛，慢性肾炎蛋白尿缠绵不解，祸根往往为风邪作祟。"

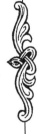

三、止血尿，重清热辨虚实

论血尿成因，多缘热蓄肾与膀胱，迫血妄行。然热有虚实之分，实热起病甚急，缘于外邪入侵，《诸病源候论》谓"风邪入于少阴则尿血"。临床表现肉眼血尿或镜检红细胞满视野，见于慢性肾炎急性发作期，当从清热凉血，小蓟饮子加减，能建殊功。虚热病程较长，君相之火下移小肠，灼伤血络，古贤多取育坎藏之真阴，我则每从清离宫之元阳立法。因心主血，君火一动，相火随之，损伤脉络，血遂妄行，欲止其血，必平其亢，故用清心之方捷于补阴。常用琥珀散：琥珀粉 3 克，珍珠粉、朱砂末各 15 克，甘草粉 3 克和匀，每取 9 克，用整木通去粗皮 10 克，先煎汤调服。然应强调肾炎浮肿伴有血尿，不宜概用止涩之品，《医学心悟》云："凡治尿血不可轻用止涩药。"因止涩太过，瘀阻肾络可导致尿闭危证，故浮肿而伴血尿，既要止血又要利水，小蓟、蒲黄、白茅根、三七等既能凉血止血，又能活血利水，故治肾炎血尿颇为适宜。

四、纠贫血，治中焦益脾气

肾炎导致贫血，原因颇多，每至于此，诸症蜂起，治疗往往顾此失彼。叶天士谓："上下交损，当治中焦。"脾是贫血转归之关键，脾的健复，对改善各方机能均为有益，因"脾统四脏"，一荣俱荣，一衰俱衰，临床每见脾气一败，江河日下，元气渐漓，故常从补气益脾入手，用山药、黄芪、生晒参、生甘草、首乌、胎盘等份研末，每服 1.5 克，日服 2~3 次，用大枣、鹿衔草煎汤过口，疗效更佳。

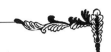

五、降血压，治在肾调阴阳

慢性肾炎出现高血压，病之本在于阴阳失调，其标为痰浊内阻。肾藏阴而寓阳，以阴阳互根之理而论之，单用平肝潜阳，此乃舍本而求末，非治本之法，当以滋阴补阳并进，木得阴阳两气之助，能遂条达畅茂之性，故自拟加减二仙汤：仙茅、仙灵脾、赤芍、丹皮、黄柏、知母各9克，生地15克，川芎4.5克，泽泻9克。上盛加望江南、石楠叶各9克，常能取效。

六、去溺毒，拯关格执六法

肾炎晚期，每致尿闭，呕吐并见，此乃尿毒内闭，关格重症。《伤寒六书》云："关则不得小便，格则吐逆"，每至于此，脾肾阳衰，阳不化湿，水湿内停，浊邪壅滞三焦，故"三焦相溷，内外不通"是病之渊薮，本着急则拯关格，缓则调气化原则，常用方法有六。

（1）升清降浊，降中有化

关格证，呕恶频作，汤药难进，故解决呕吐，实乃关键。常用小半夏加茯苓汤和胃降逆，升清降浊，半夏生用，以加强止呕泄浊之力，常先煎入药，用量达30克，未见副作用。

（2）湿热兼治，清化浊邪

湿浊之邪最易化热，故溺毒内停，每见呕恶秽臭，苔黄而腻，若不及时清化，病情日趋加重。当用黄连温胆汤以化湿清热，和胃泄浊，只要掌握时机，常能应手。

（3）通肠下泄，邪去正安

用生军、六月雪各30克煎成100~150毫升以保留灌肠，

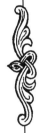

每日 1 次，起到相当于结肠透析作用。

（4）标本同治，补中寓泻

在附桂八味丸基础上加生军、六月雪、黑大豆等品以补肾泄浊，大黄乃降浊要药，促使尿毒从大便而去，亦寓通后窍以利前阴之意。

（5）温补肾阳，阴中求阳

用金匮肾气丸加减以温补肾阳而助气化。

（6）活血化瘀，血水同求

《金匮》有"水病及血"之明训，前贤亦有血水同源之论，关格一证，常由水病久治不愈，临床常见唇萎舌青，口燥漱水不欲咽，肌肤甲错等瘀血表现，故可酌加泽兰叶、益母草之属以化血利水，或加水红花子、水蛭研粉吞服，皆有验。

水肿证治

治水肿历代有宣、祛、温、化等方法，贵在扶正祛邪，旨在利尿退肿而不伤正，则疗效显著且巩固。

一、提壶揭盖，治肺利水

体内之水常则为津液，变则为痰饮为肿。《素问·经脉别论》曰："饮入于胃，游溢精气，上输于脾，脾气散精，上归于肺，通调水道，下输膀胱，水津四布，五经并行。"《素问·逆调论》曰："肾者水脏主津液"，指出津液的生成、输布和排泄离不开肺、脾、肾三脏的功能。肺失宣肃，则气

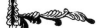

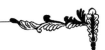

不化精而化水；脾不健运，则土不制水而反克，肾失开阖，则水无所主而妄行，水邪内停而成肿。中医治疗水肿，不离肺、脾、肾三脏。治肿从脾、肾论治为正治大法，但也常取治肺以利水，尤其是腰以上肿及头面肿明显者。尝谓："肺为水之上源，上源壅阻郁闭，水何以成流，源头开启，方能水流涓涓不息。"宣散、肃降交替而作是肺功能活动的基本状态，肺有宣肃之动，才有主气司呼吸、通调水道、朝会百脉之功，肺气宣散，水津四布，五经并行，肺气肃降，废弃之水液下输膀胱而排出。肺容不得外来之邪气，亦受不得他脏之病气。外邪六淫侵袭，痰浊阻滞，肝火上刑和肺之气阴两亏都会使肺之宣肃失职，导致水道失于通调而成肿。治肺退肿，既注重祛除外邪，蠲除痰浊，平降肝火，补益气阴等病因治疗，又注重恢复肺之宣肃功能。肺气壅塞不降者，常用苏子、杏仁、桑白皮及葶苈大枣泻肺汤泻肺利水。肺气郁闭而不宣者，习用生紫菀、薄荷、蝉衣及麻黄连翘赤小豆汤宣肺利水，认为治肺利水犹如提揭壶盖，壶盖一开，则水流通畅。

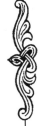

二、水为阴邪，得阳则化

　　体内津液的气化、输布和排泄有赖于肺之通调，脾之转输和肾的蒸腾气化，而这些功能都是阳气在各脏腑的体现。"阳气不能宣泄，二便不通，形乃大伤。"脾阳不运，不使津液之精上散而归于肺。清津不升，浊液不降，水湿郁滞于中焦而不化，则困阻某脏；为痰为饮上犯于肺，则为咳；弥漫全身，则成肿。肾阳虚衰，则水液失于蒸腾气化，清浊不分，精微混杂于尿液之中排出体外，或膀胱开阖不利，水湿外泄不畅，停聚成肿。水为阴邪，水湿浸淫，阳气亏损，阳

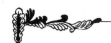

虚又使水气不化，互为因果，相反相成。肿者多阳虚，症常兼见畏寒，肢冷，短气，乏力。从脾肾入手乃治肿之正治大法，但无论治脾，抑或治肾，颜老认为其法都不离温阳，他推崇前人"离照当空，阴霾自散"之训，常用附子理中丸、苓桂术甘汤合五苓散、五皮饮温运脾阳，通阳利水；用附桂八味丸、济生肾气丸加利水之品，或用真武汤等温肾利水，颜老善用附子温阳，认为此药大辛大温，为温阳之要药。水肿者，阳气内盛，病重者非附子莫属，水阴得阳气温煦而化为气，再经肺、脾之转输和通调，体内津液的输布、排泄恢复如常，水肿自消。

三、血水同源，常变皆然

血是津液中最精专的一部分。《灵枢·营卫生会》曰："……泌糟粕，蒸津液，化其精微，上注于肺脉乃化而为血"，《灵枢·痈疽》又曰："津液和调，变化而赤为血。"《金匮玉函经》也认为"水入于经，其血乃成"。水并非血，但也不离乎血，血水同源，津液的多少与血液盈亏相互影响，一荣俱荣，一损俱损。人之气、血、津液贵在流通，只有气、血、津液的周流不息，才能健康长寿，气、血、津液三者之间相互影响，其一失于调畅而郁滞，则其他二者也必受累，就血和津液而言，则是"水病不离乎血，血病亦不离乎水"，即古人之谓"血不利则为水"，指出阻于经络以致水液停留于局部，形成血病及水之证。水必夹瘀意指水湿蕴于体内，日久不退，水病及血，致使血流不畅而成瘀。故无论是由血瘀致水肿，还是由水肿致血瘀，治水肿，久治不效，必从血分求之。常用的药物有水蛭、水红花子、泽兰、益母草、凤尾草等，并常采用丹参注射液静脉滴注的方法。活血

化瘀，化血为水，血脉流畅使泛滥于肌肤的水液得以渗利而外泄。

四、气载水阴，化气行水

水津在体内四布，并能五经并行，全赖气之运行。气载水阴，气行则水行。周身内外，四肢百骸，气无处不到，水依气行，才能无处不达，濡养筋骨、关节、孔窍、皮毛、髓腔。气载水阴行于上，则蒸腾而为津液；气化于下，则水道通利而为尿。如气滞壅遏，则可引起水液积蓄而成肿。水肿的出路有发汗、利尿、逐水，其中尤以利尿为主要。利尿既仰赖于肾气的开阖，也靠膀胱的气化作用。《素问·灵兰秘典论》云："膀胱者，州都之官，津液藏焉，气化则能出矣。"膀胱气化不利，则水道不通，小溲或癃，或闭，津液不能出。积滞于体内的水液无外出之途，水肿亦难消退。化气行水是治肿的一个重要方法。膀胱气化不利之缘，或由于气化受阻，或由于气、阳不足引起的气化不及，对于前者，常用小茴香、泽泻、厚朴、琥珀、沉香等行气导水；对于后者气虚则益气，阳虚者温阳，益气温阳以助气化，气化及于州都则将贮藏的尿液排出体外，水有出路，肿可消退。滋肾通关丸中之肉桂温阳不在散寒而在资助气化，而黄芪防己汤中的黄芪益气而使气化有及。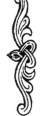

五、病案举例

例 1 张某，男，66 岁。1992 年 2 月 22 日初诊，门诊号 848211。

慢性肾炎史 20 余年，反复发作，经中西医治疗，近 1 年来症情稳定，入院前 2 周劳累过度，感受风邪，症情又

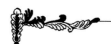

起。颜面浮肿，头重身寒，腰酸肢肿，神疲乏力，胸闷气短，咳嗽咯痰，尿少频急，排尿隐痛。苔薄白腻，脉浮带滑。此乃素体肾虚，风邪外袭，肺气郁闭，水湿内停，蕴湿化热，阻滞下焦。治拟宣肺利水退肿，佐以清利下焦湿热。

麻黄9克，赤小豆30克，生紫菀9克，桑白皮12克，前胡9克，蝉衣4.5克，生山栀、瞿麦各9克，鲜茅根15克，小茴香2克，车前子草各12克。

服药8剂，颜面部浮肿减退，咳止，小溲正常，再以五苓散合济生肾气丸温肾通阳利水，又进8剂，浮肿消失，尿蛋白少许，症情稳定。

【按】本例水肿以头面浮肿为主，兼见外感风邪，湿热蕴结下焦之症，责之于肺肾两脏，肾气素虚，邪闭肺卫，颜老按"先新病后宿疾，先实症后虚症"的原则，从宣肺入手，开水之上源，水道通调，湿与热分离，故咳止，小溲正常，浮肿减退，继而温肾利水收功。

例2 瞿某，男，58岁。1997年9月19日初诊，门诊号755821。

高血压病史20年，眩晕时作，曾有轻度中风偏瘫史，经治恢复。近2年来时感心悸，气短，稍劳则肢体浮肿。近1个月来症情加剧，肢体浮肿，神疲畏寒，胸闷气短，纳呆便溏，腰酸膝软，夜尿增多，面色苍黑，巩膜瘀斑，唇紫舌暗苔白，脉沉细乏力。此乃脾肾阳虚，水瘀交阻。治拟温补脾肾，化瘀利水。

附子9克（先煎），桂枝、苍白术、山萸肉各9克，猪苓、生地、带皮苓、泽泻、益母草、泽兰叶各15克，小茴香4.5克，水蛭3克。

服药10剂，浮肿大减，畏寒、腰酸、胸闷、气短均亦

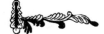

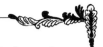

减轻。原方去水蛭、小茴香，加淮山药 15 克，党参 12 克，焦六曲 9 克。再进 14 剂，浮肿全消，亦无胸闷气短，纳谷略香，便软成形，余症亦各有好转，面黑，唇紫也有改善。

【按】本案素有肝肾阴虚，肝阳上亢，脉络瘀阻之症。日久阴损及阳，肾阳不振，阳虚水泛，兼因"血不利则为水"，故成水肿一症。方用附、桂，温补肾阳；"益火之源以消阴翳"，用水蛭、益母草、泽兰叶，活血利水；用小茴香，以助气化；泽泻、猪苓、茯苓淡渗利水。针对病症，合诸法于一方，故能获效。

附子治疗石淋有奇效

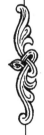

石淋一证，通常以清热通淋为法，对石淋初起，湿热壅盛，体强证实者有效；但对结石日久，体弱正虚者则往往无效。这一部分无效病例多属本虚标实之证，肾虚气化失利为其本，湿热蕴结下焦为其标，若拘泥清热通淋法，不但结石难以攻下，且久服攻利，反有耗气损阳之弊。

肾主水，司二便，为调节全身水液的枢纽，人体水液的生成、输布和排泄虽与胃的受纳、脾的转输、肺的宣降、三焦的决渎、膀胱的开合以及肝的疏泄有关，但关键则赖于肾的温煦和气化，肾阳旺盛，气化正常，肾之开阖蒸化有度，将浊中之清者复上升于肺输布全身，将浊中之浊者下注膀胱排出体外，则湿热无以蕴结，结石无法形成。若肾阳衰弱，气化乏力，肾失开阖蒸化之权，清浊泌别失司，湿浊不能下注而沉积为石。因此，尿石的形成根本在于肾气虚惫，治疗

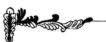

不可单纯用清热通淋之品，必须施以温补肾阳之药，以补代通，使机体阳气充盈，气化则石能出焉。

在温补肾阳治石淋的理论指导下，治疗一些难治性石淋时，每每在辨证的基础上加入附子而取得满意效果。附子辛甘大热，为补阳要药，《本草蒙荃》谓："附子其气亲下，补下焦阳虚"，故其擅补命门之阳，温膀胱之气，且其性走而不守，有通阳行气排石之力。临床配伍随证而异。

一、配温肾之品，健全分清泌浊

石淋日久不愈，临床表现为肾阳虚弱的症状，如神疲乏力，少气懒言，颜面或下肢浮肿，腰酸腿软，畏寒肢冷，舌淡且胖，脉沉细。B超及X线检查多提示为上尿路结石，如肾盂、肾盏结石。治当以补为主，取附子与巴戟天、仙茅、仙灵脾、鹿角、补骨脂等药合用，以温肾益阳，充足肾气，健全其分清泌浊功能，调畅气血，通利水道，从而推动尿石排出。

例一　胡某，男，46岁，1991年7月7日初诊，住院号674。

腰酸伴尿频反复发作半年余。经静脉肾盂造影检查确诊为右肾盂结石，迭进清利湿热，理气通淋诸法终不为功。患者面色苍白虚浮，恶寒低热，往来不退，腰部沉重酸痛，少腹拘急，小便频数不畅，舌淡苔白滑，脉细无力。肾主二便，肾阳衰惫，气化无权，以致湿热留变，凝结为石。治以温肾益火，渗浊通淋，药用熟附子、黄柏、知母、巴戟天、鹿角、仙茅、牛膝、白术各9克，生熟地、补骨脂、仙灵脾各15克，金钱草、石打穿各30克，肉桂、甘草各3克。服药10剂，低热见退，但腰酸痛、尿频加剧，复查X线检查

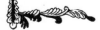

示原位于右侧肾盂的不透光阴影已下降至右侧盆腔，相当于右侧输尿管膀胱开口处。药已见效，原方续服20天，尿石排出，诸症次第消失，遂改用右归丸善后。

二、伍活血之药，增强通淋排石

石淋频频发作，临床以下焦湿热壅塞不通为主要表现，如腰腹剧烈绞痛，小便刺痛或淋漓不尽，恶心呕吐，面色苍白，烦躁不宁，舌红苔黄腻，脉弦紧。B超或X线检查多提示尿石在输尿管某段嵌顿。治当以"通"为主，取附子与三棱、莪术、穿山甲、牛膝等药配伍，以温经活血，补肾通淋。附子与活血化瘀、清利通淋之品配伍，可增强辛开祛湿，通利排石的作用，有相得益彰之效。

例二　徐某，男，24岁。1990年6月21日初诊，住院号433。

腰痛伴尿频、尿痛一年余，近10余天发作频繁，X线腹部平片示右侧输尿管下段接近膀胱处有黄豆小结石阴影，屡投清热利湿通淋之剂无效，外科建议手术治疗。患者呈痛苦面容，面色苍晦，腹部胀痛，波及腰部，痛甚则畏寒汗出，小便作痛，并淋漓不畅，舌红苔黄腻，脉弦细。证属湿热蕴结膀胱，阳气受戕，气化失利，治以温肾通络，利水通淋，药用熟附子9克，炮山甲6克，威灵仙、三棱、莪术、牛膝、海金沙、石韦、乌药各10克，金钱草15克，车前草20克。服药3剂，患者少腹绞痛加剧，随即小便时排出一枚结石，痛势即失。

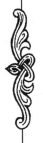

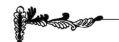

痹证论治五法

临床治痹，归纳以下五法。

一、风寒初起，先用五积急散

痹证初起，多为风寒湿之邪乘虚侵入人体，阻闭经络气血，以邪实为主，如反复发作，经络长期为邪气壅阻，营卫不行，湿聚为痰，血阻为瘀，又成正虚邪盛之局。故在辨证上先分新久虚实，一般来说，新病多实，久病多虚，临床表现可见肢体关节、肌肉疼痛酸楚，痛呈游走，关节屈伸不便，且多见于上肢、肩背，伴畏风，发热等。在治疗上多选用五积散。此方原为寒、食、气、血、痰五积而设，有解表、温中、除湿、去痰、消痞、调经之功，是表里双解，气血同治之剂。

例一　朱某，男，30 岁。1989 年 1 月 15 日初诊，门诊号 818566。

周身关节疼痛不已数月，呈游走性，痛如锥刺，屈伸不利，得热痛减，苔白腻，脉弦紧。初投蠲痹罔效，细审脉证为寒湿初起之痹，改用五积散加味，苍术、麻黄、当归、白芍、川芎、枳壳、厚朴、茯苓、半夏各 10 克，桔梗、白芷、陈皮、甘草各 6 克，桂枝 9 克，细辛 4.5 克，干姜 2.4 克。服药两周，症情好转。

二、湿热相搏，桂枝白虎清泄

从临床看，风寒湿邪所致固然较多，但热痹也并非少

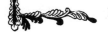

见。热邪的产生，多由直接火热，或他邪化热而成，亦可脏腑失调所致。其症状可见局部关节疼痛，痛处灼热，或见红肿，痛不可触，得冷则舒，伴发热、口渴、烦闷不安。治法当予清热通络止痛，桂枝白虎汤是最常用之方，并常合三妙丸、当归拈痛丸同用，清热通络之忍冬藤、络石藤等也常加入。还喜以鲜蚯蚓外敷关节红肿处，清热止痛之力较强，如对发热，游走性关节炎，心脏、神经系统、皮肤均有损害之风湿热，谓此乃风热攻注，多从热痹论治，取清热凉血，败毒通络之法，大剂生地、赤芍、丹皮、紫草或银花、连翘、紫花地丁、蒲公英、生升麻等均选用之。并以甘草研粉吞服，对本病的防治有很好作用。桂枝白虎汤中石膏性凉而散、解肌清热，为清实热之圣药，对湿热或风湿夹热所致之痹确有良效，用量多在 30~60 克以上。

例二　张某，男，44 岁。1994 年 8 月 8 日初诊，门诊号 766211。

始而两膝外侧酸痛，继之痛势如气流注，关节红肿作痛，局部灼热，甚则自汗，足底如刺，肌肉或觉跳动，不便于行，左牙龈及左颊部肿胀作痛，左侧面部烘热，口渴欲饮，便艰，脉弦数，苔薄黄，风寒湿留着经络，久郁化热，随阳明经气上升，桂枝白虎汤加味。

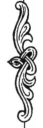

生石膏 60 克，桂枝 4.5 克，知母 6 克，黄柏 9 克，赤芍 9 克，忍冬藤 15 克，木瓜 9 克，黄芩 9 克，地龙 9 克，生地 12 克，丝瓜络 9 克。

另用鲜蚯蚓敷关节红肿处，7 剂后，左半身烘热及左牙龈颊车肿胀减轻，遍身关节疼痛及烘热感皆好转，脏气已通，脉弦数，苔薄黄，上方加丹皮、海桐皮各 9 克，另以当归拈痛丸早晚各服 6 克，治疗 2 月余，前后共服石膏十余斤。

病得痊愈。

三、寒湿蕴结，选用乌头温经

寒性凝滞，故痛处固定，又主收引，故疼痛剧烈，呈刀割或针刺样，遇寒而剧，得温则减，湿性黏腻，故疼痛重着，湿留关节则肿，且多发于下肢腰膝，寒湿蕴结而不散，病势缠绵不愈，此时选方多取乌头煎以温经散寒，逐痹止痛。方中乌头配麻黄搜入骨之风寒，辅以黄芪益气固卫，芍药和营血，甘草、蜂蜜缓痛解毒。乌头有川、草乌之别，草乌之力较川乌更为峻烈，如用制者不效，也可用生者，三生饮（生草乌、生半夏、生南星）也可选用，但需文火煎煮2小时，因生者入口即中毒，量从小剂量始，逐渐递增，以知为度。

（1）乌、附并用

一般而言，温经止痛用乌头，温补阳气用附子，此二药合用，有相得益彰之功。

（2）细辛重用

《本经》曰：细辛可治头痛脑疼、百节拘挛、风湿痹痛、死肌。外可宣散风寒，内可祛除阴冷，风寒湿入络，在选用散寒利湿药时，以细辛为主，伍以乌附，有药到痛止，肿胀即消之效。用量至9克，镇痛效果佳，如仅有酸麻感，量又宜小也。

（3）硫黄可用

沉寒痼冷凝于经脉，痹久不愈而诸药罔效者，此乃其寒在骨，可用硫黄治之。

（4）龙马丹参之用

本方祛风湿、除痹痛之力颇强，具有镇痛和恢复关节功能等作用，临床上或单用，或伍以他药，效果均满意。

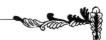

例三　林某，女，67 岁。1998 年 6 月 21 日初诊，门诊号 623824。

痛痹有年，四肢关节酸楚作痛，食入运迟、腑行不实、腹痛幽幽、脉细数、苔薄腻。风寒湿瘀交困于脉络，中州失运，芍药甘草汤合乌头煎复方图治。

芍药 6 克，甘草 4.5 克，制川草乌各 9 克，海风藤 9 克，海桐皮 9 克，桑寄生 15 克，细辛 3 克，川朴 6 克，木香 6 克，地鳖虫 4.5 克，木瓜 9 克，炙鸡金 9 克。

7 剂后，关节疼痛大减，腹痛已失，腑行亦实，继以龙马丹日服一粒，巩固疗效，其证遂安。

四、瘀浊交阻，身痛逐瘀通络

痹病辨证，常谓要识痰瘀特征，因为经脉气血长期不得通畅，往往产生瘀血和痰浊，痰留关节，瘀阻络脉，更加重了痹阻，使气血失荣而见疼痛、麻木、肿胀，甚至骨节变形，活动受限。痹证日久，大多夹有血瘀证，因痹证以疼痛为主要表现，其病机乃气血闭阻不能，不通则痛也，可从"骨痹""顽痹""痛痹"中论治。枣核指、鸡爪手、尻以代踵、脊以代头，为其最明显的特征。方取身痛逐瘀汤或活络效灵丹加味。身痛逐瘀汤以桃、红、归活血化瘀，五灵脂、地龙通络，川芎、没药、香附理气活血，羌活、秦艽祛风湿，牛膝壮筋骨，全方共奏行气、活血化瘀、疏通经络之功。喜以没药与莪术同用，谓此种配伍，化瘀之力可增。活络效灵丹载于《医学衷中参西录》，是治疗气血瘀滞、经络瘀阻、肢体疼痛之方，方中乳、没消瘀化块皆生用，辅以丹参、当归养血活血。对于关节变形者，颜师喜以鬼箭羽、露蜂房合用，除痹活络之功颇佳。虫类搜剔之品也常运用，因病已至

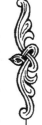

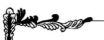

此，邪气壅滞而不去，深入关节筋骨，恙根深痼，难以骤拔，非迅疾飞走不能散，临证悉以全虫或蜈蚣煎剂内服，或研粉摊入膏药中外敷，取其搜剔经络血瘀之功。蛇类药性味甘咸温，功能祛风通络，镇静定惊，攻毒散邪，其透骨搜风之力，能外达皮毛，内通经络，为"截风要药"。乌梢蛇、白花蛇为最常用之品。

例四 翁某，女，43岁。1988年11月18日初诊，门诊号621873。

痹痛有年，两手指骨节已变形，两膝关节肿胀，时轻时重，近因气候阴雨，发作尤甚，屈伸不利，步履失健，胃纳如常，脉象沉涩，舌苔薄白。暴痛在经，久痛在络，久病必有瘀血阻滞也。

当归9克，制川草乌各5克，全蝎2.4克，炙蜈蚣5克，炙蜂房5克，乌梢蛇9克，地龙9克，麝香0.1克（吞），红花6克，炙乳香、没药各3克。

另：活血止痛膏摊入全蝎粉0.6克，外贴患处。上方服用半月，痛势大减，手指、膝关节肿胀均退，随访良好。

五、气血虚衰，独活寄生养血

痹病日久，气血衰少，正虚邪恋，筋骨失养，年老及久病而成顽痹之人多见。临床可有关节肌肉酸痛，留连难已，时轻时重，筋骨抽掣、跳动，治疗当以扶正祛邪、调补气血为主，独活寄生汤加味。本方适用于肝肾两亏，气血不足，外为风寒湿邪侵袭而致之痹。运用时喜加鹿角一味，因鹿角温督脉，对久痹督脉虚损最宜。若气不足，风寒湿邪外客，肢体疼痛者，妄加疏散，更伤正气，病必不愈。诚如《类证治裁》云："总以补助真元，宣通脉络，使气血畅通，则痹

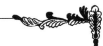

自已。"对产后所致之血痹，其症以麻为主者，则以黄芪桂枝五物汤温阳行痹，效亦显，此方重用生姜、大枣，即经旨"阴阳形气俱不足，勿取以针，而调以甘药"之义。

例五　谢某，男，66岁。1993年1月29日初诊，门诊号336518。

顽痹经年，两手指关节变形，僵直，伸屈不利，右拇指作痛尤甚，经温经通络等治，效果不显，脉小弦，舌苔薄，高年久痹，肝肾不足，气血不通使然，予剿抚兼施，固本清源法。

党参9克，当归9克，白芍9克，生草4.5克，熟地15克，威灵仙9克，鬼箭羽9克，露蜂房9克，红花9克，桃仁9克，赤芍9克，川断9克，杜仲9克，怀牛膝9克。

7剂后病势缓解，再予上方加伸筋草15克巩固。

狐惑病辨治心法

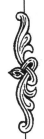

狐惑首先载于张仲景《金匮要略》一书，即蚀于喉为惑，蚀于阴为狐之谓。因感受湿热毒气或虚火内扰而引起，以口腔、眼、外阴溃烂为主证，兼见神志恍惚等表现的一种疾病，与西医的白塞氏病相近。

祖国医学认为，此病是外受淫邪毒气，内因脏腑功能失调，湿热毒邪壅滞为患。本病涉及脏腑肝脾肾三脏，早期多为热邪内扰、湿毒熏蒸，中晚期则以正虚邪恋或本虚标实并见。其治疗初起以清热解毒利湿为主，以后可按虚实标本的不同而施治之。

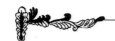

一、论病因，以湿毒为患，常法清热解毒

狐惑病的病因大多因湿毒为患，多由感受湿热毒气或湿浊内蕴，郁久化热或热病后余毒未尽与湿浊相合而致。热毒内壅，毒火熏蒸，结于脏腑。毒火扰及心神则神情恍惚，坐卧不宁；壅于脾胃则纳化受制而厌食恶心；毒火循经上攻于眼，下注于外阴而发为疮疡。此乃肝家湿毒，习用清热解毒利湿之法，甘草泻心汤加减。其中甘草重用，常在 30 克以上，配以芩、连清热解毒，干姜、半夏辛燥化湿，佐参、枣和胃扶正，共奏清热化湿，安中解毒之功。还喜用赤小豆当归散，方中赤小豆渗湿清热，解毒排脓；当归活血，祛瘀生新，养血解毒。内外同修也是常用方法，前阴溃疡用苦参煎汤熏洗，因其有杀虫解毒化湿之功。《别录》载："苦参疗恶疾，下部蚀。"后阴溃疡用雄黄粉撒艾叶团上熏之，亦取其杀虫解毒。《别录》亦载："疗疥虫蚀疮。"苦参与雄黄药理试验均证明对皮肤真菌有抑制作用。从临床实践看，徐长卿与金雀根对本病较为有效，用量均在 30 克以上，可以推广。

二、谈病机，有气滞血瘀，变法活血化瘀

本病因感受湿热而致，热邪侵犯，煎熬血液或热迫血动而溢出脉外，即可致瘀。《金匮要略·肺痈肺痿咳嗽上气病脉证治》云："热之所过，血为之凝滞。"王清任《医林改错·积块论》云："血受热则煎熬成块。"临床可见肢体肿胀，巩膜瘀丝，肌肤甲错和色素沉着，运用"衡法"调其血气而致和平，采用活血化瘀方药。常谓此法直接作用于气血，针对疾病本质有免疫抑制作用，运用清热化瘀之剂以四物汤为主方加味，并辅以凉血活血之品，如水红花子、桃

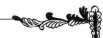

仁、红花、三棱、莪术、山羊角、紫草等；水蛭更是必用之品，生用粉剂吞服，常能应手而效。

三、辨病位，从肝经着手，运用龙胆泻肝

肝开窍于目，狐惑病因湿热不得宣泄，上攻于目，而出现红肿羞明，但眼部症状出现较晚，多采用温清饮以养血活血，清热解毒。抓住一个"肝"字，运用龙胆泻肝汤，苦寒直折。既清泄肝火，又利下焦湿热，并可酌加菊花、决明子、青葙子、通天草等。如兼见尿涩痛、淋浊、尿血、阴肿、阴痒，更有一举两得之功。如目痛较剧，可用犀角、羚羊角，多用粉剂吞服。举二验案以说明之。

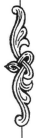

例一　陈某，男，42 岁。1983 年 12 月 12 日入院，住院号：140598。

双下肢反复肿胀 1 年余，近 3 月来加重。

1982 年 6 月左下肢感红肿热痛，曾诊断为"深静脉炎"。同年 9 月，右眼视物不明，诊断为虹膜睫状体炎。1983 年 9 月又有类似发作，伴发热，予抗炎治疗后，体温正常，但下肢胀痛不除，虹膜炎及口腔溃疡发作，注射部位出现溃烂脓肿，以"深静脉炎""白塞病"而入院。

检查：两手背可见 3 厘米 ×4 厘米红斑，两下肢胫骨处搔破血痕，右下肢腓肌处有 2 厘米 ×2 厘米色素沉着，生殖器未见溃疡，两臀部注射部位溃烂。

辨证：常年游水，水湿之邪外侵。形体丰腴，肥人多湿，两湿相合，郁而化热，湿热下注而见下肢肿胀疼痛，热毒蕴于肌肤而见手臂、臀部溃烂，久病入络为瘀，痹阻于气血，而见眶周黧黑，巩膜脂肪沉着，先予化瘀利湿解毒。

水红花子 12 克，紫草 9 克，丹皮 9 克，赤芍 9 克，生

鳖甲15克（先煎），生槐米9克，丹参15克，生苡仁30克，川牛膝9克，黄柏9克，水蛭粉1.5克（吞），水牛角30克（先煎），制大黄9克。

方取犀角地黄汤（水牛角代犀角）清热凉血散血，加黄柏、牛膝以冀湿热下趋；另取水红花子、生鳖甲、生槐米等活血化瘀；尤妙在加水蛭一味，破血消癥，取其较强抗血凝作用，全方融活血化瘀、利湿解毒于一炉。服上剂后，两足肿胀、口腔溃疡均减，两手臂疼痛同前。后再加蜂房、金雀根、徐长卿、乳没活血定痛，如是调治一月，两手臂静脉穿刺点及结节已消，红斑亦退，注射部位溃烂及灼热感均除，两眼视力增进，病情缓解出院。

【按】本例眶周黧黑，巩膜瘀丝缕缕，肢体疼痛伴色素沉着，舌质紫暗，脉症均符合瘀血之诊断。血液流变学及甲皱微循环也证实了这一点。贯穿整个治疗的中心思想，立足于化瘀，故经化瘀通络辅以清热利湿，效果满意。

例二 严某，男，33岁。1988年5月19日入院，住院号161897。

左眼胀痛2年，加剧4周。华山医院明确诊断为白塞氏病，予激素治疗，病情反复。初起左眼色红，以后逐渐肿胀，疼痛流泪，并伴有下肢散在性红色斑疹。1987年9月曾住本科，服用清化瘀热、健脾化湿及补益肝肾等中药及激素，病情好转出院。近4周来因眼睑肿胀加剧，眼屎多，目不能睁，但无溃疡，一周前下肢出现散在性红色丘疹，伴全身骨节酸痛，以"白塞氏病"收住院。

检查：左眼睑肿胀，右眼睑色素沉着，两下肢散在红色丘疹，下颌散在红色斑片状皮疹，生殖器未见溃疡。

辨证：脾肾本亏，脾虚失运，水湿内停，而见左侧眼睑

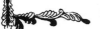

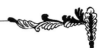

肿胀；肝开窍于目，肝经风热而见目赤肿痛，羞明流泪，湿热郁于肌肤而见下颌及下肢斑疹；迭经清热除湿解毒之治，而见阳气虚损；病久瘀血内阻，而见白睛瘀丝，舌质紫暗，此属阴损及阳，瘀血阻络复有肝家风热。先以阴阳并调，化瘀清热，二仙汤合三蛇合剂加味图治。但服上方十余剂，症情改善不显，左目胀痛不减，眼睑浮肿，视物不清，两下肢皮疹可见搔破血痕，伴头痛心烦，口干不欲饮，纳可便调，夜寐不酣，脉细数，苔薄腻。脉症相参，属肝经有热，肝家湿毒之候，当以平肝清热，泻火解毒，芩连解毒汤与赤小豆当归散加味，再加羚羊粉以清血热、平肝火。

羚羊粉0.3克（吞），土茯苓60克，蚤休15克，赤芍9克，银花12克，丹皮9克，胡黄连4.5克，黄柏9克，赤小豆30克，当归9克，紫草9克，山栀9克。

经用上方后，诸症渐瘥，去羚羊粉加水牛角以凉血清热，石燕以清利湿热。治疗一月，左眼红肿消退，肌肤皮疹已除，症状好转出院。

【按】本例先由阴阳并调之二仙汤加减，不效，故予清肝泻火化瘀法，采用芩连解毒汤，合赤小豆当归散，后又加清热利湿之品。可见中医贵在辨证。考石燕乃利窍行湿热之品，性凉，能除湿热，利小便，退目翳，颜师治狐惑病时常喜加用。

血液病诊治心得

从血证走向血液病的临床研究是一次较大的改革和深化，在临床辨证观察中结合现代医学有关实验指标，已被广泛采纳。两种医学观察中发现了一些同步的变化，激发了传统方法和现代科研方法的相互渗透和运用。血证的狭义概念为出血性疾病，传统分类以部位而定：皮肤（肌衄）、鼻腔（鼻衄）、齿龈（齿衄）、呼吸道（咯血、咳血、唾血）、消化道（呕血、便血）、泌尿道（溲血、血尿）、阴道（崩漏），而广义的血证比较近乎血液病的认识，它包括了造血系统及影响造血系统并有血液成分异常的各种疾病，分别隶属于中医"血虚""亡血""血积""血实"范畴。

造血系统必须具备健全的多能干细胞，并且要排除一切可能令其发生病态的微环境，两者之间的关系犹如种子和土壤。《素问·宝命全形论》："人以天地之气生"，"天地合气，命之曰人"。气作为人生初具形质和始生复制功能的原始种子，基本上奠定了生命过程中生、长、化、收、藏每一阶段的生理活动。而血为气之配，如同种子植入土壤之中，无时不受造血微环境的影响。这一认识，使我们可以清晰地理解血液病与血证之间的内涵联系，可清晰理解血液病有先天性、后天性及原发性、继发性的机制，可清晰理解出血液病诊疗上的难易度及预测其转归。

我自 1956 年起开展中医治疗血液病的临床研究，近五十年来，对再生障碍性贫血、血小板减少症、粒细胞减少症、白血病等有一定收获。

一、血液病的病机特点

祖国医学认为，脾胃为生化之源，血液滋生于脾，而肾主骨生髓，精髓可以化血，故其根在肾。另外，心主血，肝藏血，从而构成了较为完整的造血系统。其中脾肾最为重要，脾虚难以运化水谷，导致血液生成不足；肾虚精髓空

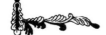

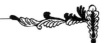

虚，造成血液化源匮乏，都可引起血液病。如果肾阳不振，脾失温养，火不生土，以慢性贫血多见；肾阴虚衰，阴虚火旺，灼伤络脉，迫血妄行，常有出血见证。重者阴虚及阳，阳虚及阴，最终阴阳两衰。心肝脾三脏关系密切，气与血相互依存。心血不足，出现贫血；脾气虚耗，难以统血，而见出血；肝失疏泄，往往引起气滞血瘀。临床上所见血液病，也以心脾两虚，肝脾不调为常见。故贫血、出血、血瘀往往同时呈现，它与实验指标多相吻合。如血液病中的减少症类（包括缺乏症）与增多症类（包括肿瘤样增生症），发现减少症类患者的骨髓在整体增生低下的情况下有局限性增生活跃灶区；而增多症类中骨髓增生明显活跃的同时有其他细胞系的减少或缺损，证明贫血、出血和血瘀并存的现象是微环境不稳所致，临床观察中还发现血液患者机体不平衡是经常的，而平衡却是短暂的，通过"衡法"治疗能大大增加其平衡程度。

由于血液病变使正气虚弱易于感受外邪，所以常并发感染。血液病死亡多在营分和血分阶段，直接招致死亡的原因有二：一为外感邪毒，毒盛化火，灼伤血络，迫血妄行，妄行莫制；另一为阴虚后期，内热血燥，血海空虚，邪扰空虚，邪扰不宁，里外交侵，气血两燔致阴阳双竭。

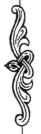

二、血液病的治疗原则

血液病涉及心肝脾肾，错综复杂，虚实互见，与气血障碍最为密切，故血液病的治疗最重要之手段是通气活血，机体是众多对立生理过程中和物质的统一体。疾病是对立统一的破坏，即处于相对平衡的机体稳态的破坏。阴阳本是哲学概念，气血乃是对人体阴阳认识的客观标识，正如以上所

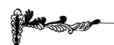

述血液病中的减少症类和增多症类即是阴阳盛衰偏仄的两大倾向。我提出"衡法"是着眼于促进平衡代谢、增强抑制免疫，具体运用归纳为二十四字方针："平衡阴阳，补其不足，删其有余；调畅气血，疏导壅滞，促其生化。"当然辨治过程中，还须视不同阶段而异。

急性期：药不厌凉，凉不厌早。血液病急性发作，主证为高热和出血，高热出血均可导致疾病恶化，甚至死亡。因此，能否及早有效地控制高热、制止出血，是抢救的关键。何谓早？凡病人脉象从细缓转为洪数、弦滑，并见烦躁、失眠、遗精等症，往往是急性发作的先兆。其中脉象洪数为最重要的迹象，此时即使未见高热，血象尚未变化，亦应及早投以甘寒重剂，扑灭高热于无形之中，控制出血，以免病势蔓延。一旦热症、火症并露，血象明显变化，舌质红绛之时方进凉药，恐已鞭长莫及。何谓凉？因血液病之高热及出血非同一般，非药性凉、剂量大不能控制。曾治一例再生障碍性贫血高热，石膏用至三斤，高热始撤。习以大剂清热解毒之品如犀角、羚羊角、石膏并进，紫雪丹同服，每每可使热撤血止，病情趋于稳定。

缓解期：脾肾双调，重在治脾。血液病出血控制之后，病情缓解，治疗转入脾肾双调，只有脾肾旺盛，气血充足，方为血液病治本之道。而在脾肾之中尤须以治脾为首要之举。因血液的生成原根于肾，但资生于脾，饮食必赖脾胃运输转化为精微，而后化生血液。我倡导的"脾统四脏"说，即脾为五脏之本，一荣俱荣，一损俱损，脾胃不但能通过溉养而助生血、生髓，更重要的是能调和五脏，不使偏仄生害。善用二术及升麻，升麻已成血液病之专药，在补脾胃之气时炙用，出血时取生用。

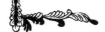

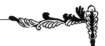

　　在治疗过程中，如见肾阴虚转为脾肾两虚，又转化为肾阳虚，其预后为顺为轻为趋稳定；若脾虚转化为脾肾两虚，再转化为肾阴虚，其预后为逆为重而多变，临床上阴虚尤难调治，我常取促使阴虚转为阳虚，再用温补脾肾之药调治，每多获效，血象常持续上升。但亦非一味温补，恐温补化燥劫夺阴液，温补之中兼及顾阴，方合阳生阴长之旨。

　　在治疗过程中，活血化瘀法颇多意义，它能调整细胞功能，其机理是通过刺激健康细胞生成及改善成熟障碍，故说对"种子"和"土壤"都有改良作用。鉴于血液病多虚实互见，错综复杂，但对"血虚""失血""血瘀"都有较好的治疗效果，因证施用，常取益气化瘀，降气化瘀，清热化瘀三种方法。

　　血液病根深蒂固，立法务求其本，一方既定，要相对稳定使用一个时期，不要朝三暮四，但又非守方不变，恒守其法，药作微调，总以切合病机为要。

1. 再生障碍性贫血

（1）察舌按脉，详辨盛衰

　　人之所有者，唯血与气，人体一旦患病，气血必伤。再生障碍性贫血（以下简称"再障"）证候复杂，病情多变，但其病理变化均与气血失常有关。因此，临证察舌按脉，首先辨别气血之盛衰。

　　舌为心血所养，苔乃胃气所蒸，气血盛衰之变化首形诸舌。再障患者的舌色多呈淡红，兼见舌边齿痕，多属气血两亏；舌色黯红，或有紫斑、褐点者，均为瘀血之征；舌尖红绛，并有裂纹者，为邪热内炽气血之象，多伴有高热不退；舌体胖而润、斑点属阳气虚弱；舌体瘦燥，少苔或剥净苔，证为阴血虚损。阳气易复，故舌瘦苔少转为舌胖而苔起者，

属起为顺；阴血难生，若舌胖嫩转至舌瘦少苔者，其属重为逆。舌苔厚腻一般系湿浊内滞所致，然再障之气虚者也可出现腻苔，其特征为舌胖质嫩而苔白腻，当从虚证而投以补脾健胃之法，若误用消导则犯虚虚之戒。

脉为血之府，气贯于脉而行血，气血变化也现于脉，再障脉象宜见细、弱、涩、微等，虚证见虚脉，表明患者气血虽虚，但尚无邪热干扰，脉静身凉，脉证相符，预后较佳；若出现弦、数、洪浮大等，虚证见实脉，提示正虚邪实、热毒炽盛，或迫血妄行，或耗灼阴血，脉证不符为逆，多为病情恶化之兆，预后严重。《难经·十七难》谓："病若吐血，复鼽衄血者，脉当沉细，而反浮大而牢者，死也，病虚脉实，当死。"验之临床，再障患者临亡前夕多呈躁动之脉，颇符经旨。

（2）补益肾气，通畅为贵

再障以贫血为主要表现，是由骨髓造血机能逐步衰竭，血液生化障碍所致，其病位波及心、肝、脾多脏，病源根本在于肾气虚损。肾气乃生化之本，人之精、气、血皆赖肾气，五脏之阴非此不能滋，五脏之阳非此不能发。再障多因肾气虚惫，气化无权，致阳衰阴亏，生化无源，日久则出现形体羸瘦，精神萎顿，时寒时热，反复出血等虚劳证候，治当以补益肾气为主。

宗仲景"五脏元真通畅，人即安和"之旨，补肾贵在求得气化通畅，肾气健运不息，则肾精固密，气血生化无穷。故在用药上多选用辛甘气温之剂以通补相兼，既能大补肾气，振奋脏腑气化，又有宣通之功，激发气血生长。每以《世医得效方》所载安肾丸化裁治之，方中以补骨脂、巴戟天、杜仲、苁蓉、菟丝子辛甘温之品为君，意在温补肾

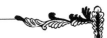

气；臣以熟地滋填肾精，以养营血；取苍白术为佐，以健中气，促脾运；使以当归通肝气，茯苓通心气，陈皮通脾气，茴香通肾气，以求五脏元真通畅，诸药合用，共奏补肾气，滋养阴精，生血扶虚之效。若贫血明显者，加红参、鹿角、阿胶，并配以饮食疗法，取牛骨髓粉30克蒸服，或用鲜胎盘一只加红枣10只，煎服，后加肉桂粉1克冲饮；气虚发热者加黄芪，或合补中益气丸同用；若气不摄血，便血崩漏者，加炮姜、牛角鳃、伏龙肝等；瘀血内阻者加丹参、红花、桃仁等。

例一 王某，男，26岁。1981年10月3日初诊，住院号86399。

始见低热伴牙龈出血，四肢紫斑8月余。入院查血红蛋白23g q/L，白细胞 1.9×10^9/L、血小板 22×10^9/L。骨髓检查：增生极度低下。诊断为再生障碍性贫血。症见低热绵绵，精神委顿，面色苍白，胸闷纳呆，齿龈出血，色淡量多，下肢紫斑累累，舌淡而胖，苔薄白，脉细缓。证属肾气不足，生化无权、统血无力，投予安肾丸加减，并辅以小量输血。药投苍术10克，熟地、杜仲、续断、狗脊各15克，补骨脂30克，黄芪、白术、当归、补中益气丸（包）各12克，小茴香1.5克，炙甘草3克。经治2个月，低热见退，胃纳渐开。守方加鹿角9克，阿胶（烊）9克。停止输血，配以牛骨髓粉蒸服。服药半年，面唇转红，齿衄与紫斑消失，复查血红蛋白78g/L，白细胞 3.7×10^9/L，血小板 92×10^9/L。随访2年，病情稳定。

（3）活血化瘀，去旧生新

血犹水也，盛则流畅，虚则鲜有不滞者。因血液耗损，血脉空枯，无余以流，则艰涩成瘀，故再障每兼夹瘀血。因

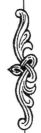

瘀血作祟，使病情加剧，缠绵难愈。如瘀血内踞，血难循经而妄行脉外或流于肌肤，或溢出九窍，可致出血不止；血凝气滞，气化失司，则生血无源，使贫血加重；瘀阻脉道，气血循环受阻，脏腑经络为之失养，则最终致全身衰竭。临床所见再障患者表现的皮下青紫瘀斑、眼睑晦暗、舌质紫等，均为瘀血之象。

遵唐容川"旧血不去，则新血断然不生"之说，对证属肾气不足，经治少效或罔效者，则在温补肾气之剂中加入丹参、红花、桃仁、虎杖等活血化瘀，以促不足之血速生。瘀血体征明显者，辄投以桃红四物汤。此方以熟地、白芍、当归养血和营，川芎、桃仁、红花活血祛瘀，全方寓祛瘀于养血之中，有补血则不留瘀，活血而不伤正之效，临床每加升麻以举清阳之气，虎杖以祛瘀降浊，二味相配，升降气血，加入方内有鼓舞气血生长之功。若肾气不足，化血无力者，加补骨脂、鹿角、阿胶；脾虚湿困，生血受阻者，加苍白术；瘀热炽盛，高热烦渴者，则改熟地为鲜生地，加黄芩、石膏，并另吞服紫雪丹 1.5 克，每日 2 次；血热妄行，牙宣鼻衄者，去川芎，加侧柏叶、茅根，并配以外敷法，如生大黄粉调鸡蛋清敷二太阳穴，或取附子、生姜同捣敷涌泉穴。

例二　严某，男，10 岁。1982 年 7 月 10 日初诊，住院号 67433。

头晕心悸伴牙龈出血频发 1 月，内科诊断为再障，经激素、输血等治疗，病情时轻时重。查血红蛋白 50g／L，白细胞 2.8×10^9／L，血小板 2.2×10^9／L，网织红细胞 0.1%。骨髓检查示红细胞、粒细胞系增生均低下。患者脸唇苍白，神萎乏力，巩膜及眶周色素明显，齿衄色黯，舌淡紫苔薄腻，脉细涩。证属肾气虚弱，运化无力，以致瘀阻气机，生化

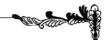

无权，遂使气血日衰。方用桃红四物汤加减，药用生熟地各12克，当归、赤芍、红花、桃仁、苍白术、侧柏叶、牛膝各9克，升麻4.5克，虎杖15克。服药2周，胃纳渐开，齿衄亦止，原方加鹿角9克，黄芪9克，党参12克，补骨脂30克。另取牛骨髓粉蒸服。服药5月，诸症均减，血象稳步上升，血红蛋白83g／L，白细胞5×10^9／L，血小板80×10^9／L，网织红细胞1.2%，病情缓解出院，并参加学校各项活动，无明显不适。

2. 白血病

（1）分型治疗，探索抗"白"有效药物

颜老将白血病分为阳虚型、阴虚型、阴阳两虚型、温热型、痰核型、瘀血型六个类型。白血病的本质乃本虚标实，故治疗法则总以扶正达邪为主，可有利于诱导缓解与维持缓解。阴虚型因骨髓受损，内热伤阴，热灼血络，急症宜速投犀角地黄汤，慢性者偏重养阴，血象白细胞偏高时可用鳖甲饮（鳖甲、黄芪、龟板、当归、太子参、丹参、生牡蛎、银柴胡、栀子、赤芍）。如为非典型性白细胞、骨髓粒细胞增生，而周围血象较低者，服滋阴固本汤（生地、首乌、赤白芍、驴皮胶、地骨皮、黄芪、当归、甘草）。上述两方均系自拟，临床验证，可诱导缓解，延长缓解期，无副作用。阳虚型多为正气本虚，邪毒侵袭，营卫失和，阳气衰微，白细胞数偏低。治以甘温益火扶阳，药取人参叶、党参、黄芪、仙茅、白术、丹参、巴戟天、补骨脂、甘草，不宜用附、桂、干姜恐燥热劫阴，以致动血出血。阴阳两虚型，以遗精症多见，遗精后症状加重，且易转化为温热型的急性发作，如症有发热不退宜早投凉药，防止出血变端，常用药有首乌、人参叶、仙茅、太子

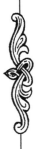

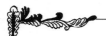

参、丹参、当归、赤白芍、甘草。瘀血型多系慢性，我习用桃仁承气汤、人参鳖甲丸、阿魏丸等，曾自拟二方，颇有效验：内服龟甲化瘀饮（龟板、鳖甲、牡蛎、莪术、丹参、红花、三棱、太子参、仙茅），外用消痞粉（水红花子、皮硝、樟脑、桃仁、地鳖虫、生南星、生半夏、穿山甲、三棱、王不留行、白芥子、生川草乌、附子、延胡索，施用时加麝香和冰片）。痰核型以淋巴细胞性为多见，治取化痰软坚、活血消积，常用夏枯草膏、小金丹、金黄散化瘀软坚，急性肿胀可用板蓝根、黄药子、生牡蛎、昆布、海藻、僵蚕、丹参、赤芍、贝母、丹皮。温热型系急性白血病或慢性白血病急性发作，是热毒深入营血见症，常用"三宝"抢救，或人参白虎汤、神犀丹。雄黄为抑制白细胞的有效药物，制成复方"抗白一号"，每服 1.5 克，一日三次。曾治疗慢性粒细胞性白血病 6 例，对诱导缓解与巩固疗效具有效验。

（2）发热诊治，卫气营血以定吉凶

白血病发热亦称白血热，为邪毒或热毒所致，与通常发热不同，复外感者，多为急性高热，如阴虚或阳虚热者，病属慢性，热度一般不超过38℃。我分三型辨治。①劳热型：热型波动不大，常稽留在38℃左右，病人可不自觉，也有潮热自汗，即古人所称"蒸病"。应滋阴退热，药用生地、石斛、鳖甲、知母、地骨皮、黄柏、西洋参、天麦冬、北沙参、青蒿，从青蒿鳖甲汤、清骨散化裁而得。②外感发热：热型波动大，头痛、体痛、鼻塞、咽痛、恶风，甚至寒战，要及早大剂清热，截断病热，阻其入营入血，药取鸭跖草、黄芩、山栀、鱼腥草、大青叶、野荞麦根、银花、野菊花、石膏、蒲公英。肺部感染加鱼腥草、开金锁；咽部感染加板

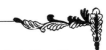

蓝根、大青叶；肠道感染加黄连、白头翁。③气虚发热：热型缠绵，较为少见，治当以甘温除热，扶正达邪法，常取补中益气汤或当归补血汤。

高热骤发，病情进展迅速，常见逆传或直入营血，发热原因与成熟粒细胞减少，免疫功能低下引起继发感染及广泛周身浸润出血引起细菌滋长等因素有关，症势凶险。由气入营，气血两燔时清热解毒，佐以护营，不致邪毒内陷，药用白花蛇舌草、青黛、草河车、石膏、元参、知母、芩、连、连翘心、淡竹茹、甘草，入血动血则更为恶候，非犀角（广角代）不能解其厄，我常用三甲散合当归龙荟丸意，雄黄有一定作用，配以青黛。正邪抗争，要权衡虚实。死因一般有两途：化源告匮，阴阳两竭。

（3）微观辨证，参考现代检测手段

白血病的周围血象，常有原始细胞、幼稚细胞出现，红细胞及血红蛋白多呈减少而出现贫血，血小板明显减少，有出血倾向。骨髓象：骨髓增生明显甚至极度活跃，但也有增生不良可能。过氧化酶染色粒细胞系为阳性反应，单核细胞为弱阳性反应。淋巴细胞则为阴性反应。碱性磷酸酶染色时，成熟粒细胞指数在急淋时偏高，在急粒和急单时偏低。还有肝脾肿大、淋巴结肿大、骨骼压痛等表现，都有助于中医的微观辨证。我在临床使用升麻一药时发现其对增生不良者有较理想作用，虎杖一药对增生活跃有明显效果，故常两药合用，能巧妙地在促进平衡代谢、增强和抑制免疫中发挥效应。参考现代检测不仅在于确定白血病分型，而且有指导用药意义，升麻可代犀角唐朝已有论说，加之李东垣《脾胃论》指"春行秋令"之证，升麻能升阳于至阴之下，我认为至阴的含义可引申为骨髓，投用确实起到理想的效果。白血

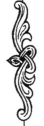

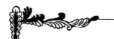

病患者接受化疗后我就配以西洋参、鸡血藤、虎杖，近期疗效颇佳。我发现虎杖具有平衡周围血象，调节白细胞升降的作用。这些经验，还有待药理证实，将经验升华到理论高度，为寻找抗白血病有效药物提供了线索。

3. 血小板减少症

（1）辨证要点

急性型：表现为起病急，高热，皮肤黏膜及内脏广泛出血，伴有畏冷，头痛，恶心，呕吐等全身症状，皮肤紫斑大小不一，躯干及四肢前侧皮肤为好发部位，病程可在数日内因严重出血而死亡，亦有自然缓解而恢复，肝脾不肿大，血小板显著降低。中医名曰"斑毒""葡萄疫""丹疹"，认为多由营血热毒或胃热灼络，迫血妄行，属热症实症。急性不及时治疗亦可转为慢性。慢性型较常见，成年女性较多，临床症状不显著，只有少数瘀点，或月经过多，呈持续性或反复发作，病程缓慢。亦有转为急性型。多由脾虚不能统血，气虚不能摄血，以致血不循经溢于络外，亦有肾虚火旺，扰乱营血而离经妄行者。

（2）辨证施治心法

①血热妄行：多见于外感，属病之初期。发病急，高热，斑色紫赤成片，全身出血症状，烦躁，便秘，脉数，舌红绛。热毒郁于营血，蕴蒸络脉，外溢皮肤，故出现紫斑。热邪迫血妄行则有鼻衄，牙宣，尿血，便血。热扰心神故烦躁，邪热内盛，耗伤津液故尿涩便结。治应清热，凉血止血。

广犀角粉（吞）、鲜生地、丹皮、赤芍、带心翘、大青叶、紫珠草、生地榆、土大黄、升麻。

加减：热甚加石膏；便秘加大黄；加强止血加景天

三七、苎麻根、竹节三七。成药可选用紫雪丹；颅内出血、头痛、目糊、神昏可与羚羊粉同用。

②阴虚火旺：属内伤，病之中期。紫斑，色紫红，下肢为多，头昏，低热，心烦，盗汗，潮热，手足心热，齿衄，鼻衄，月经过多，舌红绛，脉细数。邪热久郁，必耗阴液，阴虚阳扰，灼伤络脉，迫血妄行，血瘀皮肤。潮热，低热，盗汗，均为阴虚之象。治当滋阴降火，凉血散血。

生熟地、龟板、知母、黄柏、茜草、地骨皮、丹皮、阿胶、女贞子、旱莲草、银柴胡、升麻。热甚加石斛、紫草、带心翘、茅根。

③脾虚气弱：属内伤范畴，病之后期。紫斑时发时愈，稍劳尤甚，面色萎黄，头昏，神乏，气短，胃呆，便血，月经多，舌淡，脉缓。心主血脉，脾主生化，心脾亏损，气血不足，故面色不华，唇甲不荣；血虚不能养心，故心悸，动则气短心跳；脾虚则神萎胃呆；脾虚不能统血，血溢于肌肤之间而发斑；阳络伤血上溢为齿衄、鼻衄，阴络伤血下溢则便血、月经过多。治当补气益损，引血归脾。

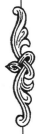

党参、黄芪、白术、茯苓、当归、龙眼、熟地、白芍、炙草、枣仁、升麻。

加减：病甚可加人参（别直参）以防血脱。酌加炮姜、牛角鰓、白及。

急慢性多有瘀滞窍络，血行障碍，血不归经反复出血，活血化瘀治之愈者亦复不少，习用化瘀药物如生蒲黄、参三七、赤芍、大黄、桃仁等。

除辨证论治外，还用下列两张成方：①升麻、熟地、阿胶、红枣、当归。②红枣、连翘。临床运用尚称满意，往往5~10帖即效。出血严重者加生槐花。

4. 粒细胞缺乏症

（1）辨证要点

急性者乃正虚邪实，慢性者则以虚为主。本病之源在于肾，如肾精亏耗，则生髓不足，肾阳不足以温煦脾土，气血生化无权，易招外邪，故中医治疗本病慢性期应区别气虚或血虚。治急性期，急则治其标，一般按"时毒""邪毒"处理。

（2）辨证施治

粒细胞减少症的治疗原则是，针对病因处理，防止感染，适当使用提升白细胞的药物，慢性患者，应注意营养，加强体育锻练。

①急性期：邪毒灼盛，高热，口腔咽喉溃疡，口臭，舌质红，苔黄腻，脉弦数，治当清热解毒。

升麻、黄连、黄芩、连翘、元参、板蓝根、桔梗、牛蒡子、甘草、鲜生地、石膏、银花。

可用人参白虎汤、竹叶石膏汤加减，犀角制品慎用，西洋参、霍山石斛较有利于改善临床症状。局部溃疡可用锡类散、珠黄散。

②慢性期：区别气虚或血虚用药。气血两虚：升麻、黄芪、白术、甘草、当归、鸡血藤、熟地、红枣、陈皮、枸杞子、紫河车、灵芝、虎杖。脾肾两虚。附片、肉桂、熟地、山药、白术、益智仁、鹿角、升麻、补骨脂、鸡血藤、茴香。阴虚：大补阴丸、归芍地黄汤为主，龟板、鳖甲可以重用。

5. 真性红细胞增多症

本症目前病因未清，有报道起源于造血细胞的克隆性骨髓增生。起病隐匿，初起有乏力、头痛等表现，症状与血容

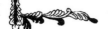

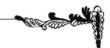

量及血液粘滞性增加有关。面红如茶，四肢紫斑累累、头痛且昏冒、目赤心烦、时有齿衄、血色紫红粘厚，口干不欲饮、便秘、腹部常有癥瘕，血压多高。血中红细胞、血红蛋白及红细胞比积升高，白细胞、血小板计数增高，骨髓中红细胞、粒细胞及巨核细胞系明显增生。本病病机为肝阳与热毒浸淫于营分，血热炽盛，乃"血实""血积"之症，每取化瘀解毒、泄肝清营之品，我拟定一方经多例治疗效果明显：生石决明、鲜生地、当归、丹参、川军、川连、桃仁、赤芍、棱莪术、白茅根、雄黄。待肝阳平抑、热毒渐退、营血煎炼之象初挫后改用雄黄、棱莪术作丸，对血象持续稳定有较好的效果。我曾用水蛭粉吞服，治疗另一例真性红细胞增多症，亦有近期疗效，且能有效制止血栓形成和骨髓纤维化。本病目前尚无彻底治疗方法，有以静脉放血及化疗者，均不理想，取用活血化瘀参合清肝泄毒，不失为一种有效方法。

白血病的中医分型与治疗

　　白血病是一种原因不明的恶性疾病，主要病变为造白细胞组织异常增生，全身各组织和脏器遭受浸润。常见症状有贫血和出血等。发病原因，有病毒感染、放射物质与化学品损伤、神经体液障碍（内分泌或某种代谢失调）及遗传等学说。本病属于祖国医学中的温毒、虚劳、癥瘕、积聚等范畴。

一、症候认识

1. 急性白血病

发病急，进展快，预后差。《慎柔五书》："热劳由心肺壅热，伤于气血，以致心神烦躁、颊赤、头痛、眼涩、唇干、口舌生疮、神思困倦、四肢壮热、饮食无味、肢体酸痛、怔忡盗汗、肌肤作痛，或寒热往来。"《普济方》载："夫急劳之病，其征与热劳相似而得之差暴也，血气俱盛，积热内于心肺，脏腑壅滞，热毒不除而致之。缘禀受不足，忧思气结，营卫俱损，心肺壅热，金火相刑，脏气传克，或应外邪，故烦躁体热、颊赤、心悸、头痛、盗汗、咳嗽、咽干、骨节酸痛、萎黄羸瘦，久则肌肤失烁，咯涩唾血者，皆其候也。"古籍所述，证候与急性白血病颇同。

2. 慢性白血病

如虚损中的阴虚症，骨痛如折、怔忡、盗汗、咯血、吐衄、经闭、骨蒸等。阴虚症之怯寒少气，自汗喘气，食减无味，呕胀飧泄等，皆与白血病的症状相似。

3. 其他类型的白血病

如慢淋之淋巴结肿大，与古代文献之"瘿""瘤""痰核"相似，"绿色瘤"与祖国医学之"恶核"相似。

出血证候是白血病的主要症状之一。心主血、肝藏血、脾统血，血证的产生与心肝脾三脏关系较密切。"血本阴精，不宜动也，而动则为病；血主营气，不宜损也，而损则为病。盖动者多由于火，火盛则迫血妄行；损者多由气，气伤则血无以存。"而其动火、损气之源，可由外感邪气，情志失调，饮食不节，素体不足或病后体弱，致使脏腑失调，阴阳偏亢，气血逆乱，络脉受伤而引起。上述原因也多见于病

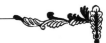

情急性发作时的诱因。祖国医学在这方面的观察，与现代医学观点吻合。

二、辨证分型

根据 57 例白血病的临床资料分析，计分为六个类型，作为临床指导。

1. 阴虚型

持久发热、消瘦乏力、盗汗、口干、头痛、头昏、耳鸣、出血症状（包括鼻衄、齿衄、紫癜、视网膜出血。下同）、遗精、关节痛、咽喉炎、口腔齿龈发炎、厌食、肝脾轻度肿大、舌红绛、剥苔或舌焦，脉数虚大。正虚邪实，伤及营阴，骨髓受损，内热伤津，热伤血脉，迫血妄行，治以养阴、清热、止血。

（1）鳖甲饮：鳖甲、黄芪、龟板、当归、太子参、大枣、丹参、牡蛎、栀子、银柴胡、赤芍，适用于微热，脾肿大，血象未见稳定者。

（2）滋阴固本汤：生地、首乌、白芍、阿胶、地骨皮、黄芪、甘草、当归、红枣，适用于红白细胞偏低者。

例一 李某，男，34 岁。慢性髓性白血病四年余。脾大三指，肝大一指。脉数，舌红绛。白细胞 24400，髓细胞 6%，中幼 13%，杆形 22%，多核 39%，嗜酸 2%，淋巴 5%，红细胞 218 万，血小板 124000。先服鳖甲饮加雄黄粉，后服滋阴固本汤。症状改善，转回某院。

2. 阳虚型

浮肿、便溏、头昏、乏力、自汗、肢末欠温、发麻、面㿠不华、唇白、爪甲不荣、舌胖、出血症状，脉软弱无力，舌白而润、薄白苔，白细胞降低。正气本虚，毒邪侵袭，营

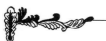

卫失和，脾肺亏损，肾阳虚竭，治宜甘温益火，补阳配阴，"参仙八味饮"（人参叶、党参、黄芪、仙茅、白术、巴戟天、甘草、补骨脂）补肾益脾，补阳而不伤阴，对改善红细胞有一定疗效。

例二　周某，男，60岁。慢性髓性白血病年余。神萎形寒，浮肿，面㿠不华，爪甲不荣，脉沉，舌胖质淡。白细胞14250，髓细胞1%，幼型4%，杆形73%，酸性、单核各1%。投以参仙八味饮加雄黄后，白细胞降至4500，髓细胞、后髓细胞均消失，一般情况改善出院。

3. 阴阳两虚型

面㿠或苍黑、爪甲不荣、乏力、多汗、出血症状、发热、骨节酸痛、遗精、形寒或潮热、便溏或便艰、面浮、跗肿、脉细数或沉微无力、舌淡苔薄、舌尖起刺，常出现偏阴虚或阳虚。治以"气血双补饮"（首乌、生地、仙茅、人参叶、太子参、黄芪、党参、当归、白芍、龙眼肉、炙草）。

例三　李某，男，11岁。急性单核白血病，间歇发热，鼻衄，咽痛，脉细数，舌红苔薄。白细胞3150，单核母8%，前单核6%，单核9%，多核4%，淋巴74%，红细胞205万，血小板62000。先投滋阴固本汤加激素症状好转，后投气血双补饮加胎盘，存活一年后因风湿引致复发死亡。

4. 瘀血型

肝脾肿大，闭经或月经过多、胸闷、出血症状、胁痛、关节酸痛、低热、乏力、白细胞偏高、脉涩而数、舌紫苔腻。肾气不足，热毒之邪，内侵骨髓荣血，髓热熏蒸，煎熬阴液，渐成瘀血，盘踞于经隧之间，既碍周身之营养，又阻新血之化生。治宜扶正达邪，"龟甲化瘀饮"（黄芪、太子参、仙茅、牡蛎、鳖甲、龟板、白术、丹参、莪术、赤芍、红

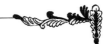

花、三棱、生地），外用"消痞粉"敷脾（水红花子、皮硝各 30 克，樟脑、桃仁、地鳖虫各 12 克，生南星、生半夏、山甲、三棱、王不留行、白芥子、生川草乌各 15 克，生白附子、延胡各 9 克，共研末，醋蜜调匀，再入元寸 1 克，冰片 3 克）。能缩小脾脏，降低白细胞。

例四　芦某，男，36 岁。慢性髓性白血病，呕血 3 次，脾大过脐，紫癜，脉涩，舌紫。白细胞 30 万，母细胞 15%，前髓 13%，髓细胞 10%，后髓 6%。出血期投以犀角地黄汤加参三七，后以龟甲化瘀饮加雄黄及牛黄醒消丸，外敷"消痞粉"。白细胞维持在 6000～10000 间，出院恢复工作。

5. 痰热型

发热、头痛、体倦、淋巴结肿大、扁桃体及腮腺肿大、喉痛、出血症状、肝脾轻度肿大、脉滑数、舌红苔腻，白细胞大致偏高。气血不足，痰热阻于窍络，耗营散津，邪实者可以化痰软坚为主，用"清热化痰饮"（当归、浙贝母、藏青果、赤芍、板蓝根、竹沥、半夏、海藻、丹参、生地、牡蛎、蛤壳、太子参、天虫、昆布）。

例五　李某，女，73 岁。慢性淋巴白血病，低热、脉弦虚大，苔薄腻，全身淋巴结大。白细胞 34500，幼型 1%，杆形 2%，多核 13%，淋巴 83%，单核 1%，红细胞 316 万。以清热化痰饮 20 剂后，症状好转出院。

6. 温热型

发病急、高热、头痛、烦闷、口干、出血症状显著、神昏谵语、脉弦数洪大、舌绛、苔黄腻或灰黑少津。热毒之邪深入营血，内窜心包，逼乱神明，闭塞脉络，津液耗竭，迫血妄行，多见温热病的营血症状，治当清营凉血，解热镇痉。当用犀角、连翘、远志、鲜石菖蒲、牛黄、麦冬、川

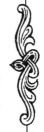

贝、至宝丹之属。方可取清营之类。我们以辨证与辨病相结合，中西医结合，适当采用化疗或激素，或另服抗白血病的药物（如蟾蜍、雄黄之类）。

例六　侯某，男，19岁。急性非白血性白血病，高热，鼻衄，脉弦数，舌红苔黄腻，少津，脾大一指。白细胞500，分叶核2%，淋巴98%。以羚羊饮子加珍珠粉、菖蒲、鲜生地、鲜茅根复方，并牛黄清心片，三天好转。再以滋阴固本汤加胎盘，住院150天明显好转，出院随访。

三、用药心法

1. 治则

本病骨髓高度增生，与再生障碍性贫血的发病机制完全相反，应属于实证。较多的医务人员则认为，既非虚证，也非实证，而是一个较复杂的病理过程。

中西医结合的问题，一般经化疗发生骨髓抑制及缓解期主张用扶正者多，急性发作期用清热解毒的攻法为多，诱导缓解阶段是祛邪还是扶正则不一致，通过多年来观察，我们设想，尽管白血病的进程虚虚实实，在治疗过程中必须对白血病细胞予以足够的打击。我们现在的治疗原则是，化疗期间西医主攻，中医应补，加强骨髓中正常造血细胞的生长因素，使矛盾的转化有利于机体和正常血细胞，而不利于白血病细胞，也就是注意调动整个机体的抗癌能力，维持正常血细胞的生存，有助于正常血细胞的生长。停止化疗后应改补为攻，但这种治疗用药应该是辨证灵活，而不是机械、死板的。一切根据病人实际情况出发，辨证法思想在这种情况下更为重要。

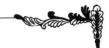

2. 药物

临床观察，犀角能使白细胞迅速降低，使高烧减退，出血停止。李时珍曰：犀角治吐血、衄血、下血及伤寒蓄血发狂，谵语、发斑解毒。常用的方剂有紫雪丹、神犀丹、化斑汤、犀角地黄汤、安宫牛黄丸，都以犀角为主要成分。另以雄黄治疗各型急性白血病，能降白细胞与红细胞，对血小板无影响，结合化疗能起协同作用，亦可作为维持缓解期的药物。外敷治局部白细胞浸润亦有效，曾对腹水癌小白鼠作试验，发现有抑制腹水及出血倾向的功能。

另据报告，抗白血病药物较好的有千金子、川芎、狗舌草、羊蹄根、蛇六谷、山豆根、喜树根、猪秧秧、蟾蜍、山慈菇、猫爪草、野百合、斑蝥、土大黄、金刚刺、棕树子、石粟子、鸭跖草、白花蛇舌草等。

上海华山医院以天门冬治疗白血病 10 例，皆见临床好转；遵义医学院以青黛（装入胶囊，日服 5~9 克），江苏吴县东山以猪血结合中西药治疗白血病（日服鲜猪血 200 毫升），兰州医学院也有类似的应用；南昌第一医学院用柳树根、梨树根、桃树根各 30 克煎服，均有一定疗效。

3. 退热

病证来势急，热入营血，应从温邪治疗；虚热则属内伤范畴，多以益气扶元、柔养肝肾之法治疗。我们对发热之治疗，实者"药不厌凉，凉不厌早"，投以羚羊角、神犀丹、紫雪丹、复方化斑汤（石膏、知母、甘草、元参、犀角、粳米），参差取用。临床还看到一些患者的脉搏，如突然转化为弦劲者，往往为复发之征兆，及时用凉药，治其青萍之末。病势转安，渐加补剂，如补中益气汤、当归补血汤等。

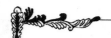

一般性发热，可用鳖血炒柴胡、青蒿、白薇、知母、花粉、大青叶、板蓝根、苍耳子、银花、蛇舌草、蚤休、紫花地丁、七叶一枝花等。有人报道，用银花、地榆各 30 克治白血病发热有效。

4. 止血

虚则养阴清热、凉血止血，或益气摄血，可选用犀角地黄汤加黄芪，或归脾汤加大补阴丸。实则急治其标，以止血安络为主。除辨证施治外，单味药如连翘、犀角、鲜生地、阿胶、紫雪丹、鱼鳔胶等，具有一定的临床价值。本着"血无止法"的方义，化瘀药如蒲黄、赤芍、三七、大黄、羊蹄根、花蕊石等亦对症施治。我们还配合外治方法，以附子、生姜合捣，敷两足涌泉穴，引火下行，同时以大黄末外敷太阳穴以降其热。颅内出血之病人，有头痛、神昏，我们用羚羊角粉、广犀角粉（水牛角代）与紫雪丹同服，曾以之多次抢救垂危病员。

感染与出血相互有关，治中稍加留意

从痰瘀郁论治情志病

情志病是因七情而致的脏腑阴阳气血失调的一种疾病，包括癫狂、百合病、脏躁、郁证、不寐等。如不及时诊治，常可罹患他种疾病。现代研究证实，几乎所有的疾病都与社会心理因素有关，故治疗情志病多从痰瘀郁论治，效果显著，现整理如下。

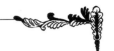

一、议病源，立法多宗痰瘀郁

祖国医学认为情志病是情志刺激即七情内伤而成。如过于强烈的精神刺激或持久的不良因素超过了人体的调节的范围，就会造成气机逆乱，气血失调，成为疾病。痰、瘀、郁是脏腑内伤而造成的病理结果。痰即人身之津液，痰的产生，首先责在正气不足，脏腑功能失调，其中以肺、肾、脾最关重要。若一脏失调，则可相互影响，导致水液潴留。情志因素亦然，所求不遂，情志抑郁，暴怒气逆，影响气机升降出入，致使津液潴留，凝聚于所虚之处，内伏于脏腑经络隐避空隙之间，溢于肌肤筋骨，皮里膜外，上逆于头脑巅顶，下注足胫，无处不到，日积月累，遂成顽疾怪症及种种情志变化。所以气滞、气虚和寒热失常，均是形成痰的重要因素。

瘀血是指瘀积不行，污秽不洁和已离经脉的血液，以及久病影响到经络时所出现的病变。瘀血是外伤、出血、气虚、气滞、寒凝、热郁等导致的病理结果，又是引起许多疾病的致病因素。《素问·调经论》说："五脏之道皆出于经隧，以行血气，血气不和，百病乃变化而生。"七情五志失调可以造成瘀血内阻，情志不遂则气机郁滞，气滞则血亦滞，故能致瘀。正如《灵枢·百病始生》所说："若内伤于忧怒，则气上逆，气上逆则六输不通，湿气不行，凝血蕴裹而不散，津液涩滞著而不去。"正说明情志不调，气机不舒，初病气分，延久及血，血凝成瘀。

百病无不由于气者，气机阻滞则成郁。郁有广义和狭义之分。广义之郁，包括外邪、情志等因素所致的郁，狭义之郁是专指以情志不畅为病因，以气机郁滞为病变的郁，即

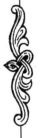

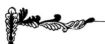

情志之郁。情志因素是郁证的致病原因，但情志因素是否造成郁证，除与精神刺激的强度及持续时间的久暂有关外，也与机体本身的状况有密切的关系。《杂病源流犀烛·诸变源流》说："诸郁，脏气病也，其原本于思虑过深，更兼脏气弱，致六郁之病生焉。"郁证的病因是情志内伤，病理变化与心肝脾有密切关系，郁证初病体实，病变以气滞为主，常兼血瘀、化火、痰结、食滞，多属实证，经久不愈则由实转虚，随其影响的脏腑及损耗气血阴阳的不同，而形成心脾肝肾亏虚的不同病变，患者大多有忧愁、焦虑、悲哀、恐惧等情志内伤的病史，其发生主要为肝失疏泄、脾失健运、心失所养。

痰、瘀、郁之间相互交杂，互为因果。颜师认为痰与瘀血关系最为密切，张景岳说："痰即人身之津液，无非水谷之所化，此痰亦既化之物，而非不化之属也。但化得其正，则形体强，荣卫充，而痰涎本皆血气，若化失其正，则脏腑病、津液败，而血气皆痰涎。"故素有痰瘀同源之说，怪病多痰，怪病多瘀也常为指导临床辨证论治的法则。痰与郁的关系也颇密切，《直指方》云："气结则生痰，痰盛则气愈结。"郁证是由于情志抑郁，气机郁滞所引起疾病的总称。凡因情志不舒，气郁不伸而致血滞、痰结、食积、火郁乃致脏腑不和等引起种种痰病均属之，其范围非常之广。王安道说："凡病之起，多由于郁，郁者，滞而不通之义。"朱丹溪创立六郁学说，试观六郁中的血郁与血瘀在病机上是相同的，只是在病名上略有区分而已。痰瘀郁均可以用气来贯通，痰之为物，随气升降，无处不到，气滞可成痰。又因气为血帅，气行则血行，气滞则血瘀，气虚则血少，气止血亦停。另外郁病虽多，皆因气不周流而成，故气滞又可成郁。

故从痰瘀郁论治情志病，常应手而效。

二、探病位，重在心肝兼胆腑

《内经》云："心为君主之官，主明则下安。"情志病的病位，首先在心。在生理情况下，心神正常，五脏六腑就能在心神的主导之下协调进行活动，心神不仅主导脏腑的生理活动，也主导人的意识、思维、情感、行为等精神活动，如病理因素扰及心神，影响了心神行使主导精神活动的机能，就会出现各种神志异常的症状。若神不守舍出现失眠多梦、夜游等症；若心神不安出现心烦懊恼，情感多变；若心神惑乱可出现精神恍惚、情绪不宁、易惊、悲忧喜哭、喜怒无常、时时欠伸，甚则痴呆或神昏，或癫或狂。但五脏相关常见病本于他脏而间接影响心神。故《内经》"五神藏"之说，即所谓"心藏神""肝藏魂""肺藏魄""脾藏意""肾藏志"，神、魂、魄、意、志都属于精神活动的范畴，所以，五脏有病，都可以出现神志症状。除了以心为五脏六腑之大主，而总称魂魄，兼赅意志为主体思想外，还十分注重于肝胆。因肝为刚脏，体阴而用阳，易动而难静，且喜条达，恶抑郁。若情志不畅，肝木失其条达之性，肝气自郁于本经，可见胁肋胀痛或窜痛，胸闷不舒，或咽部有阻塞感，上冲于心可有热厥心痛，上冲于肺，肺气不得下降，可有气喘不平、呛咳，乘脾可有脘腹胀痛，乘胃，胃失和降可有脘痛呕酸。而且气有余便是火，素为肝郁之体，可有实火，症见目赤颧红，痉厥狂躁，淋闭疮疡，善饥烦渴，脉弦劲有力。郁火症见寒热往来，乳房结核，颈生瘰疬，脉郁结不扬。若素为阴虚之体又可见颧红骨蒸，不寐烦躁，头面烘热，脉弦细数，重按无力的虚火之症。火旺又能生风，初起上犯巅顶，可见头目晕

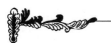

眩、耳鸣，旁走四肢经络可见肢体麻木等。症状纷繁，不一而足。胆又称奇恒之府，与肝相表里，其位居于中枢而职司疏泄，疏泄功能主要是调畅气机，胆主少阳，少阳为枢、气机的升降出入都须通过为枢之少阳才能完成，故胆具有通达上下，在乎中和而生化万物的功能，官居中正主裁决断，胆在人体思维活动中占有相当重要的位置，人的思维活动是通过精、神、魂、魄、意、志、思、智、虑等各个环节来完成，而以心为主导，其中肝主谋虑，司疏泄有较大影响，但还要通过秉刚果之气，直而不疑之胆进行控制和调节，故有"胆主决断"之说。因足少阳胆经多气少血，故胆腑病变多在气分，临床上一般认为胆病每见痰液交结之症，胆实热证的表现有胸胁胀痛，心烦懊侬，狂躁少寐，口苦咽干、头痛、目赤目黄。胆气虚寒证表现有善畏易惊，入夜难眠，眩晕目花，关节酸痛等。在临床上，情志病但见一脏之证者鲜有之，所以，在辨证论治中除抓住"心肝"为中心环节外，对胆这一较为特殊的腑，也不应忽视，这样才能在纷杂的诸多症状中，辨明病位，更好地运用治法。

三、论治法，调气活血养心神

百病皆生于气、气为百病之长，"气"之与病密切攸关，因五脏六腑，非气不生，神静则宁，情动则乱，气虚、气实、气滞等均可导致疾病，气滞而致血瘀乃是郁证的病机，故平衡气之升降出入，调畅气机是治疗情志病的主要治则，逍遥散是常用之方，本方由四逆散加减而成，根据《内经》"木郁者达之"的原则，先顺其条达之性，开其郁遏之气，养营血而健脾土，以柴胡疏肝解郁，归、芍和营补血养肝、茯苓、白术、炙草健脾补中，再加薄荷以增解郁之功。若

146

气郁化火，再宗经旨"火郁者发之"，加丹皮、山栀以发散之。情志病变，罹肝传脾，也可直接罹肺为害。《内经》曰："诸气膹郁，皆属于肺"。脾为生痰之源，肺为贮痰之器，七情内伤，脾胃运化失常，酿成痰湿。如见肝胆郁热而痰气内伤、心气不足而心神浮越，《伤寒论》柴胡加龙骨牡蛎汤以疏解肝胆郁热，益气养心敛神。若取化瘀法效欠佳时，改用本方常有较为满意的疗效。方中有柴胡、黄芩、桂枝、茯苓、半夏、大黄、铅丹、姜、枣、龙骨、牡蛎、人参等12味药物组成。其中柴、芩、大黄解肝胆郁热，参、枣、龙、牡、铅丹益气、敛神、镇惊，桂枝、半夏、生姜化痰利湿。因铅丹有毒，且对肠胃道有刺激，常以镇逆气、除痰涎、通燥结的生代赭石代之，临床上凡属肝胆郁热，痰气内扰之情志病，包括不寐、脏躁、痛证、癫狂，及老年性痴呆、脑动脉硬化，只要辨证准确，常能收到很好的效果。此外，见痰内扰，神不守舍，可用黄连温胆汤清心祛痰。礞石滚痰丸泄热涤痰，白金丸解郁化痰。如痰火较盛，心烦易怒，舌红脉数，可用除痰降火汤，此方即温胆汤加珍珠母、夜交藤、山栀、龙胆草，疗效亦佳。

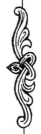

"血为百病之胎"，是指百病与"血"有关。《医学准绳》指出："百病由污血者多"，情志病日久，必有瘀血阻滞，这也就是"久病必有瘀"之观点。治法上提出活血化瘀。正如《素问·至真要大论》云："谨守病机，疏其血气，令其条达而致和平。"活血化瘀能调整气血平衡以俾阴阳之通。王清任说："治病之要诀，在明白气血。"故在情志病的治疗中常用疏肝化瘀或清热化瘀之法，血府逐瘀汤为代表方。以桃红四物汤活血化瘀，四逆散疏肝理气，加桔梗使气机上升，牛膝导血瘀下泄，适合于一切气滞血瘀造成的痛证，尤对肝郁

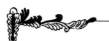

日久，经疏肝法无效者投之每能奏功。如因情志不畅，肝失疏泄，久之凝滞脑气，神明受扰而出现烦扰不安，夜不能寐，甚至彻夜不寐可服之，并加磁朱丸吞服，且磁朱丸能通络安神，故对女性经闭者有通经之功，效果更佳。如因瘀而成癫狂者，出现语无伦次，不避亲疏，神志失常用癫狂梦醒汤，行气祛瘀醒神，也可用桃核承气汤，泄热逐瘀宁心。古时有以桃花治愈癫狂的记载，因桃花利宿水痰饮积滞，治风狂。

《内经》云："心者，五脏六腑之大主也……故悲哀愁扰则心动，心动则五脏六腑皆摇。"七情所伤，虽分五脏，但必归于心，各种情志刺激，在影响本脏的同时，都会影响心的功能。所以，养心安神之法也常用，柏子养心汤、归脾汤是代表方。两方均有枣仁、柏子仁、合欢花等养心之品以宁神定志。常喜归脾汤加入黄连一味苦寒入心，屡试屡验，如因脏液枯燥而发为脏躁者，又取甘麦大枣汤、百合汤等养心液，安心神。此外情志病的调摄也很重要。此病全在病者移情易性，疾病痊愈虽离不开药物的作用，但恰悦心志，开怀静养的精神调摄更是康复的关键。正如叶天士所云："用药乃片时之效，欲得久安，以恰悦心志为要旨耳。"诚哉斯言。现举验案二则介绍如下。

例一　陈某，女，37岁。1990年12月28日初诊，住院号5416。

患者因家事情怀不畅，郁郁寡欢，喜悲伤欲哭，胸闷心悸惕惕，反复发作，突发突止，阑尾手术后发作频繁。口干苦，纳不佳，寐不安，甚至彻夜不寐，月事愆期，二便尚调，脉细滞，苔薄腻，舌紫暗。

辨证：情志抑郁，肝失疏泄，气机不畅，气滞血瘀，瘀

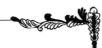

阻心脉，心失所养见胸闷心悸，时作时休。心者，君主之官，主神明，气血乖违，阳不入于阴则目不瞑，瘀血阻于冲任见经来色紫有块，月事愆期。治疗：先以理气化瘀、宁心安神，血府逐瘀汤加苍术、紫贝齿、磁朱丸，药后胸闷心悸仍作，夜不得寐，胃纳不佳，表情仍淡漠，不欲多言，大府维艰，脉细涩，苔腻舌紫。王清任有"治夜不能睡，用安神养血药治之不效者，此方若神"之说，为何本例用之不效？因活血化瘀能激发功能，属通法范畴。柴胡9克，龙牡各30克（先煎），柏子仁、枣仁、川芎各9克，枳壳9克，川楝子、赤芍各9克，绿萼梅4.5克，黄连3克，青皮6克，山栀9克。方取柴胡加龙牡汤加味，柴胡疏解肝胆郁热，龙牡安魂强魄，柏子仁、枣仁养心，绿萼梅、青皮解郁，柴胡配枳壳利气机升降，尤妙加黄连一味，味苦入心引经，服上方后胸闷心悸，室上速未作，夜能安眠数小时。如是调治1月，症情明显减轻，胸闷心悸偶作，心情也较前舒畅，夜寐较安，带药出院巩固。

【按】传统治脏躁症、癫狂均用化瘀之法，目下亦通用治功能性疾病从血分求之，疏肝化瘀之血府逐瘀汤为常用之方，但临床仍需详细辨证，掌握禁忌症。如心率快及月经过多者则不宜。本例初用血府逐瘀汤不效而改用柴胡加龙牡汤应手，关键就是抓住脉证，柴胡加龙牡汤原为仲景治疗误下后胸满烦惊，谵语而设，全方散与敛，通与补，温与清共于一炉，法度严谨，配伍巧妙。

例二　童某，男，43岁。1990年10月29日初诊，住院号6848。

今年七月因青光眼术后即有不寐，初发时每晚睡数小时，伴有头目晕眩，神疲乏力，外院服用镇静剂效果不佳。

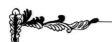

近1月来上症加重，每晚仅睡1小时，甚则彻夜不寐，耳鸣，口干苦，头胀，精神焦虑，脉细弦，苔薄黄、舌紫暗，为进一步诊治而入院。

辨证：不寐者，病在阳不交阴也。《灵枢》有阳气不得入于阴则目不瞑之说，患者形体丰腴，痰湿素盛，复因术后有瘀，瘀血内阻，术后气虚，脾运失健，痰浊内生。痰瘀交阻，心肝之火上扰，发为斯症。治法：先以化瘀安神镇惊之血府逐瘀汤加磁石、生大黄、苍术，第1天稍效，但症情依然。青光眼术后出现不寐，发病前有情志因素，今当痰瘀同治并加气血药，柴胡加龙牡汤加减：柴胡9克，桂枝2.4克，龙牡各30克（先煎），大黄各9克，丹参、半夏、朱砂拌茯苓各15克，炙草2.4克，白芍、太子参各9克，生姜2片，大枣7枚，代赭石30克（先煎）。服上方后，上半夜能安睡，但后半夜仍不寐，头目昏胀而痛，郁郁寡欢，口气秽浊，口干苦，大腑干结，数日一行，证属痰火偏盛，心神受扰，改予除痰降火汤，宁心神，除痰火：柴胡9克，黄芩15克，半夏12克，青皮、枳壳、竹茹各9克，珍珠母30克，龙胆草、山栀各9克，夜交藤15克。药后症情逐步好转，夜能安睡数小时，精神为振，出院随访。

【按】本例先用血府逐瘀汤，继用柴胡加龙牡汤，症情仍反复，最后用除痰降火汤而应手，可见痰浊在情志病中的重要。诚如《医通》所言："凡人肥盛多郁……从郁结痰火治。"这亦说明治病贵在辨证，方能丝丝入扣，取得疗效。

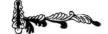

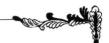

老年性痴呆的中医治疗

老年性痴呆是一种进行性精神衰退的疾病，临床表现以痴呆症状最为突出，病理改变以大脑的萎缩和变性为主，临床包括老年性痴呆、早老性痴呆和脑血管性痴呆等。随着人类平均寿命延长，老年人数与日俱增，本病发病率逐渐增长。

一、病因病机，注重瘀血作祟

在古代的中医文献中无老年性痴呆这一病名，但根据本病的常见临床表现，属于中医学中的"癫狂"和"痴呆"的范畴。"癫狂"病名首见于《内经》，《灵枢·癫狂》篇说："癫疾始生，先不乐，头重痛，视举，目赤，甚作极，已而烦心"，"狂始发，少卧不饥，自高贤也，自辨智也，自尊贵也，善骂詈，日夜不休"，与本病所出现某些症状相似。明代张景岳则将"癫狂"与"痴呆"合为一篇，并首先提出了"痴呆"病名，指出"痴呆症凡平素无痰而或以郁结，或以不遂，或心思虑，或以疑惑，或心以惊恐渐致痴呆，言辞颠倒，举动不经，或多汗，或善愁，其证则千奇百怪，无所不至"，"此其逆气在心，或肝胆二经"。清代陈士铎《辨证录》则立有"呆病门"，不仅对呆病症状描绘甚详，并分析其成因是"大约其始也，起于肝气之郁"。至王清任在《医林改错》中论述了老年痴呆的机理，认为"灵机记性在脑"，"高年无记性者，脑髓渐空所致。"

近代老年医学的迅速发展，对本病的基础研究和临床报

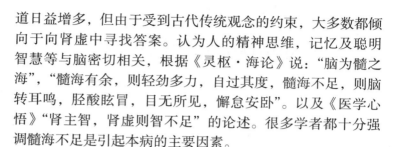

道日益增多，但由于受到古代传统观念的约束，大多数都倾向于向肾虚中寻找答案。认为人的精神思维，记忆及聪明智慧等与脑密切相关，根据《灵枢·海论》说："脑为髓之海"，"髓海有余，则轻劲多力，自过其度，髓海不足，则脑转耳鸣，胫酸眩冒，目无所见，懈怠安卧"。以及《医学心悟》"肾主智，肾虚则智不足"的论述。很多学者都十分强调髓海不足是引起本病的主要因素。

近年来，我在探讨气血与衰老关系的同时，从理论上、临床上和实验中证实了"老年性痴呆"与"瘀血"直接相关。因为老年人随着增龄，长期受到七情的干扰，或以思虑不遂，或以悲喜交加，或以恼怒惊恐，皆能损伤心脾肝脑，导致脏腑功能失调和阴阳失于平衡，进而产生气血乖违，气血瘀滞，蒙蔽清窍，神志异常而发为痴呆。因此，"纯者灵，杂者钝"的观点，是我对老年性痴呆病机的理论研究及防治的主导思想。临床及实验中也证实，老年性痴呆以脑血管性痴呆为多见，因大脑持续缺血与代谢损伤而出现感知、记忆、抽象概括能力和创造思维能力等严重障碍，它主要与脑血管循环障碍，全脑缺血有关，并且全脑血流量的降低程度与痴呆的严重程度成正比，这给瘀血学说以有力的支持。

二、辨证论治，当以虚实为纲

老年性痴呆症，现代医学虽有老年性痴呆，早老性痴呆，脑血管痴呆之分，但就中医辨证分析，则表现为虚实两个方面。虚主要是肾虚和气血亏虚，实主要是瘀血、痰火。因此治疗中必须根据虚实的孰轻孰重而分别施治。而且应认识到本病呈慢性过程，不可能一蹴而就，而应该根据不同症状耐心调治。

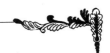

1. 补肾填精法

这是一种传统的治疗方法。《内经》说："脑为髓之海。"肾主骨，生髓，上通于脑，临床上肾虚患者常有脑功能减退。有人实验证实，补肾中药是通过调节"脑－垂体轴"而发挥治疗作用，临床上对脑发育不全的患儿，采用补肾法可促使大脑发育，说明补肾可以健脑。因此运用补肾填精法可使老年人脑功能减退得到改善。治疗本病常用方剂如龟龄集、六味地黄丸、左归丸、右归丸等，药用熟地、萸肉、怀山药、龟板、鳖甲、何首乌、枸杞子、当归、仙茅、补骨脂等。经验方桑女三甲汤（桑寄生、女贞子各20克，白芍、天冬、熟地各15克，龙骨、牡蛎、龟板各30克）以及养阴益肾汤（枸杞子、制首乌、玉竹、女贞子、麦冬、灵芝、石菖蒲、赤芍、郁金各10克，川芎12克，丹参30克，菊花6克）对脑血管性痴呆早期有效，可以选用。

例一　黎某，女，62岁。1990年4月8日初诊，门诊号814461。

近1年来头晕耳鸣，倦怠无力，精神呆滞，步履不正逐渐加重，近来出现痴呆面容，记忆减退，经常呆坐，懒于动作，嗜卧，性格明显改变，时而狂喜，时而啼哭，昼夜颠倒，思维迟钝。CT检查：两侧脑萎缩。体检除记忆力减退，计算能力下降外无其他病理征象发现。舌淡苔薄白，脉沉细弱。辨证为肾精亏损，髓海失养，治以补肾填精，健脑益智，稍佐活血益气。方用：何首乌、枸杞子、怀山药、巴戟天、山萸肉、菟丝子、桂圆肉、益智仁、熟地各10克。石菖蒲、远志各6克，黄芪、党参、当归各15克，珍珠母30克。服10剂后，睡眠转佳，可独自行走，情绪稳定，能打太极拳和收听收音机，症状明显改善。守上方连进2个月，痴呆面容消失，反应较前灵敏，步履变稳，记忆力增强，改用天麻丸、活血通脉片调理巩固。

2. 活血通窍法

《医林改错》说："夫人身之血气也，精神之所依附者，并行而不悖，循环而无端，以成生生不息之运用尔"，"故血乱而神即失常出"。由于气血乖违，凝滞脑气，瘀滞清窍，故见躁扰不安，恼怒多言，或呆滞少语，妄思离奇，面色晦黯，胸脘苦闷，头晕心悸，舌质紫黯或有瘀斑，脉沉涩等，即王清任所谓"乃气血凝滞，脑气与脏腑气不接，如同作梦一样"。习用癫狂梦醒汤合通窍活血汤加减，药用柴胡、香附、红花、桃仁、赤芍、川芎、郁金、半夏、陈皮各9克，丹参15克。若神志淡漠加入菖蒲、远志各9克，或麝香0.1克吞服以加强通窍活血之力；若久瘀化热，躁扰不宁加山栀、生军以清瘀热。此类病人忌补，补则壅，应疏通脉道，推陈致新，常于方中加水蛭一味，以其味咸入肝经血分，其性与瘀血相感，破瘀而不伤气血，常用量为1.5～3克加入同煎或研粉吞，并辅以通天草，轻清上逸，引药入于脑，颇有所获。近年来实验证实活血化瘀能提高神经元的代谢机能，减少星状细胞水肿，增加脑血流量，对改善脑功能十分有益，因此无论辨证为何型，均可适当加用活血化瘀药以提高疗效。

例二　吴某，男，72岁，退休教师。1988年12月21日初诊，门诊号555186。

患高血压，动脉硬化已20多年，经治疗近1年血压已恢复正常，但头晕加重，记忆力锐减，常有四肢颤抖，活动不便，反应迟钝，呆滞少语，有时外出不识归途，理解、判断、计算等智力活动全面下降。CT检查提示脑萎缩、脑

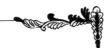

室扩大、脑裂增宽。面色晦暗，老年斑累累，舌质紫，脉细涩，属于瘀阻清窍，凝滞脑气，用活血通窍法。天麻、桃仁、红花、赤芍、川芎、郁金、远志、菖蒲、通天草各9克，丹参30克，桔梗6克，水蛭2克研粉吞。每日1剂，坚持服药三月，症状逐渐改善，继用丹参、赤芍泡茶饮用，吞服水蛭粉（胶囊装），半年后能辅导孙儿做数学作业。

3. 益气养血法

气血是神志活动的物质基础，故有"神为血气之性"之说，气血充盈，才能神志清晰，精神充沛。《灵枢》说："血脉和利，精神乃居。"指出了血气与神志密切相关，老年人由于气血两虚，脑失所养而出现健忘、智力减退，甚则痴呆。即沈金鳌所谓"心血不足，神不守舍"，临床表现为终日沉默，不饮不食，说前忘后，生活不能自理，面色苍白，气短乏力，小溲自遗，舌淡脉细。可用益气聪明汤加减，药用黄芪、党参各15克，升麻、葛根、蔓荆子、赤芍、川芎、当归各9克。夜寐不安加炒枣仁、远志、夜交藤各9克；小溲失禁加金樱子、补骨脂、芡实各9克。本法治疗轻度患者疗效较好，但对疗程较长的中、重度患者疗效欠佳。根据"脑髓纯者灵，杂者钝"的观点，在方中加入丹参、水蛭等活血化瘀药，使疗效有了较明显的提高。

例三　张某，男，68岁，退休工人。1996年1月11日初诊，门诊号874265。

经常头晕已2年，诊为"颈椎病""脑动脉硬化"，长期服用颈复康冲剂，症状无缓解。近半年出现神识呆滞，终日不言不语，独坐室内，闭门不出，皮肤干皱，小溲淋漓不畅，由家属劝其来医院就诊。经检查未发现阳性体征，脑电图示局灶性慢波，脑血流图示两侧脑血管弹性减退。舌质

淡红，脉细。辨证为气血两虚，清窍失养，予益气聪明汤加减：黄芪、党参各 30 克，枸杞子、当归各 15 克，升麻、葛根、蔓荆子、红花、赤芍、合欢皮各 9 克。服 20 剂，症状改善，但言事仍少，生活刻板。于前方加菖蒲、远志各 6 克，丹参 30 克。续服半年，症状基本缓解，改用补中益气丸吞服。

4. 清热涤痰法

清代名医陈士铎说："呆病其始也，起于肝气之郁……而痰不能消，于是痰积于胸中，盘踞于心外，使神不清而成呆病矣。"老年人情怀不遂，生湿化痰，痰浊郁而化热上扰清窍，常见心情烦躁、言语啰嗦或多疑善虑，头痛失眠，甚则哭笑无常，忿不欲生，喉中痰鸣，舌质暗红，舌苔黄腻或白腻，脉弦滑或弦涩。治当清热泻火，涤痰开窍，方用黄连温胆汤加减：川连 3 克，姜半夏、淡竹茹、白茯苓、陈皮、白芥子、胆星、菖蒲、远志各 9 克。若头痛呕恶、口干便秘者，加礞石滚痰丸 9 克，或钩藤、生军各 9 克，以导痰热下行。

例四　陈某，男，70 岁。1989 年 8 月 28 日初诊，门诊号 811627。

患脑血栓年余，经中药、针灸治疗，病情好转，可以跛行，近半月来，情绪易激动，悲哭震颤，大便秘结，舌红苔黄腻，脉弦滑数。证属痰火上扰，神志逆乱，治拟泻火涤痰，以安元神。药用：黄连 3 克，枳实、橘红、姜半夏、白茯苓、淡竹茹、胆南星各 9 克，莲子心 6 克，生军 12 克，生甘草 3 克。连服 10 剂，大便通畅，性情平静如常，舌面黄腻苔退净，舌质淡紫，续以补阳还五汤加减，并服醒脑复智冲剂。

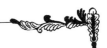

老年性痴呆病程长，在治疗中单纯的虚证和实证较为少见，往往表现为虚实夹杂。因"头者，精明之府"（《素问·脉要精微论》），《灵枢·大惑论》及《海论》、《口问》将视觉、听觉以及精神状态的病理变化与脑密切联系起来。然而，元神之健全必须依赖"髓充满"（脑为髓海），"空窍清"（脑为清窍之府）和"脑络通"（头为诸阳之会）作为生理活动的基础，一旦邪客于脑（主要是瘀、痰），难免窍蒙、络阻，加之老年脑髓渐空，势必导致虚实夹杂，元神失其健全，出现精神、意识、思维方面的病理变化，这就是"杂者钝"之关键所在。所以在治疗中必须邪正兼顾，益气化瘀，补肾健脑并用。如经验方醒脑复智冲剂（党参30克，黄连6克，丹参20克，地龙、川芎、桃仁各10克，天竺黄、菖蒲、远志各6克，红花5克等）、健脑散（红参、川芎、制马钱子各15克，地鳖虫、当归、三七、枸杞子各21克，地龙、全蝎、制乳没各12克，紫河车、鸡内金各24克，血竭、甘草各9克，研极细末，装入胶囊，每服4.5克，早晚白开水冲服）。两方都气血兼顾，祛邪扶正，有较好疗效，可供选用。

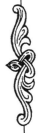

三、治疗方法，用药当忌蛮补

《医参》谓："脑髓纯者灵，杂者钝。"脑位于颅内，由精髓汇聚而成，其性纯正无邪，人体十二经脉，三百六十五络，其血气皆上于面而走空窍，唯有气血滋养，精髓纯正充实，才能发挥"元神之府"的功能。人至老年，"形气虽衰，心亦自壮"，形衰则气虚，心壮则气郁；气虚、气郁均可引起血流不通畅而导致血瘀。若瘀血随经脉流入于脑，与脑髓错杂，致使清窍受蒙，灵机呆钝，则出现表情痴呆、神

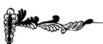

志不清、癫狂时作诸症。同时，由于瘀血内阻，使脑气与脏气不接，气血无法上注于头，脑失所养，日久则精髓逐渐枯萎，故而病情进行性加剧。临床所及，老年性痴呆患者具有颜面、四肢老年斑，巩膜瘀丝累累，肌肤甲错，舌紫或兼紫斑等典型瘀血指征，近代实验室研究亦发现老年性痴呆大脑呈弥漫性脑萎缩，脑回变窄，脑沟增宽，神经细胞内脂褐质增多，神经原纤维缠结和颗粒空泡变性，均证实本病与瘀血相关。

根据"杂者钝"的病机，治疗老年性痴呆当忌蛮补。张景岳谓："瘀血有所留及，病久至羸，似乎不足，不知病本未除，还当治本。"瘀血是导致老年性痴呆的主要病因，瘀血不去，盲目进补，必然反招气血壅滞，加重其害，治当疏通脉道，祛除瘀血，俾气血畅通，脑得其养，故对证属肾虚精亏或气血不足者，每在辨证论治基础上，加入川芎、红花、赤芍、桃仁等，以畅通脉道涩滞，祛逐瘀血隐患，并能消除补药黏腻，为补剂发挥效能扫清障碍；而对瘀血症明显者，则辄取桃红四物汤、通窍活血汤、癫狂梦醒汤等化裁。临床习加水蛭以搜剔宿瘀，《本草经百种录》谓："凡人身瘀血方阻，当有生气易治，阻之久，则无生气而难治。盖血既离经，与正气全不相属，搜之轻药，则拒而不纳，药过峻，又反能伤未败之血，故治之极难。水蛭最喜食人之血，而性又迟缓善入，迟缓则生血不伤，善入则坚积易破，借其力以攻积久之滞，自有利而无害也。"临床验证，确有效果，临床组方，习以菖蒲、蒲黄为配，菖蒲芳香开窍，蒲黄破血通络，二味同投，则有活血醒脑之功，通天草轻清上逸，能引药入脑，各型均以之为使，可收事半功倍之效。

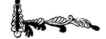

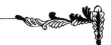

失眠从肝胆论治

失眠之因，历代医家多责之于心肾。谓心火不下通于肾，肾水不能上济于心，阴阳失交、水火不济，则彻夜不寐。但临证所及，失眠者每以情志、精神刺激为主因，与肝胆病变亦密切相关。故对一些顽固性失眠，病程缠绵，服安神药少效或罔效者，辄从肝胆论治而独效。

一、肝郁血瘀，治宜调畅血气

肝藏魂，主疏泄；心藏神，主血脉。若所思不遂，精神抑郁，以致肝气不达，血气失畅，瘀阻血脉，心神失养而失眠。故《医方难辨大成》谓："气血之乱皆能令人寤寐之失度也。"症见彻夜不寐，即使入睡，也乱梦纷纭；兼有情志郁郁不乐，时喜叹息，胸胁胀痛，舌紫，脉弦或涩。治宜理气活血，以安肝魂，方用血府逐瘀汤。对此，王清任曾释道："夜不能睡，用安神养血药治之不效者，此方若神。"内以四逆散理气疏肝，桃红四物汤活血化瘀，配以桔梗引气上升，牛膝导血下行，一升一降，交通阴阳。加磁朱丸、生铁落等重镇定魂，疗效更佳。

例一　陈某，男，42岁。1977年5月8日初诊，门诊号667822。

顽固性失眠2年余，彻夜难眠，少睡则乱梦纷纭。患者性情忧郁，头晕且痛，面色黧黑，胸背汗斑累累，下肢肌肤甲错，舌略紫，苔黄腻，脉细弦。肝郁日久，以致气滞血瘀，神魂失养。

柴胡、当归、红花、桃仁、磁朱丸（包）各 9 克，生地、赤芍、川芎各 15 克，枳壳、桔梗、牛膝各 5 克，生甘草 3 克。

服药二剂，自觉精神舒畅，入夜稍能安睡。续进 7 剂，头晕头痛明显好转，每夜睡眠可达 5 小时以上，乱梦亦平。上方去磁朱丸再服二周，失眠告愈；肌肤甲错，汗斑亦见消退。

二、肝火上炎，法当清泄定魂

肝郁日久，最易化火，肝火怫逆，冲激肝魂，则魂摇而睡卧不宁。《血证论》云："阳浮于外，魂不入肝，则不寐。"症见入夜烦躁，难以入睡，或梦呓频作，或有梦而遗；兼有急躁易怒，头晕目眩，便秘溲赤，舌红苔黄，脉弦数。肝火多缘气郁不解所致，故治疗毋忘疏肝解郁。若专事苦寒泄火，将致气血凝结，郁火愈盛，症情更甚。柴胡加龙骨牡蛎汤治此最为合拍，取小柴胡汤清泄肝郁，配以龙骨、牡蛎镇肝安魂，随证化裁，得效甚多。

例二　刘某，男，32 岁。1968 年 8 月 25 日初诊，门诊号 874235。

神经官能症十余载，迭进各种中医镇静安神药无效。入夜难眠，梦遗累发，头晕耳鸣，心悸胸闷，小溲黄赤，舌红苔薄黄，脉弦数。症属气郁化火，肝魂不宁。

柴胡、法半夏、党参 18 克，黄芩、大黄、桂枝 12 克，煅龙骨 30 克，煅牡蛎 48 克，茯苓 24 克，生姜 6 克，红枣 10 枚。

上药共研粗末，每日取 27 克，水煎服。服药一料后，诸症均减，入夜能睡 6 小时，梦遗亦止，患者称多年来从未

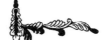

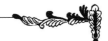

有这种轻松感。再以原方续进一料，以资巩固。

三、胆涎沃心，治以化痰除烦

胆主少阳，内寄相火，胆气冲和，则能上养心火，故有"心与胆相通"之说。若暴受惊骇，或思虑太过，少阳枢机不达，胆气郁结化火，灼津成痰，痰火扰乱心神，可致失眠。症见睡卧辗转不安，难以入眠，或易于惊醒；兼有心烦懊恼，口苦咽干，胸闷痰多，舌红苔黄腻，脉滑数等。治以清胆除烦，化痰解郁。方用温胆汤，以二陈温化痰涎，竹茹、枳实清泄胆郁；每于方内加入夏枯草，取其与半夏相使。盖半夏得阴而生，擅于化痰；夏枯草得至阳而长，擅于清胆。两药合同，既能增清胆化痰之力，又可协调阴阳平衡，有一举两得之妙用。

例三　陈某，女，46岁。1979年6月14日初诊，门诊号884336。

因突受惊恐而失眠，逐渐加重，入睡艰难，甚则彻夜不眠；情绪焦虑不安，头晕耳鸣，两胁胀痛，口干且苦，舌紫苔黄腻，脉细弦。此乃胆气郁结、痰火内扰之证。

炒竹茹、陈皮各5克，法半夏、远志、枣仁、柏子仁各9克，夏枯草、夜交藤各15克，茯苓12克，生甘草3克。

7剂后夜寐渐安，头晕、胁痛亦平；续以上方加减治疗一月，睡眠正常，其他症状次第消失。

四、肝血虚弱，当以养营开郁

肝藏血，人卧则血归于肝。若年遇正虚，或大病失血，致使血亏气郁，血难归肝，肝魂失养而难眠。《难经·四十六难》曰："老人血气衰，肌肉不滑，营卫之道涩，故昼日不

能精，夜不能寐也"。症见终日困倦而难以入眠，或少睡即醒，不再入睡；兼有面色少华，头晕目眩，神萎健忘，舌淡苔薄白，脉细弱。治当补肝养血，疏肝开郁。方用酸枣仁汤，取枣仁养血以补肝体，川芎畅血气而顺肝用；一收一散，有相得益彰之功。

例四　沈某，男，35 岁。1983 年 10 月 18 日初诊，门诊号 626347。

因上消化道大出血而惊恐不已，随即出现失眠多梦，缠绵不愈。患者神疲气短，头晕目眩，脘腹隐痛，阳痿早泄，舌淡苔白，脉细。证属营血亏损，心神失养之证。

枣仁、茯苓、当归、柏子仁、远志各 9 克，川芎、合欢花各 5 克，白芍 6 克，龙齿 15 克，炙甘草 3 克。

服药一周，夜能入睡，梦亦减少，他医因其阳痿早泄改用补肾之剂，结果遗精频作，失眠加剧。乃转用前方出入治疗二月，睡眠见安。余症亦渐消失。

男科病辨治心法

《内经》曰："天癸至，阴阳和，故能得子；肝气衰，筋不能用；肾气衰，天癸竭，精少，形体皆极。"故治男科病以"气脉常通，肾气有余"为指归，临床颇有所获，引为辨证论治心法。

一、宗筋所聚，肝脾冲任并相主之

宗筋的概念，最早在《内经》中就有记载，但以往很多

文献，均将其说成阴茎。显然，这是不够全面的。其泛指男性的外生殖器，病机所涉经络脏腑包括肝、脾、冲、任，与肝尤为密切。这不仅因为足厥阴肝经环阴器，肝者筋之合，筋聚于阴器之缘，更重要的是肝主情志。《素问·痿论》指出："思想无穷，所远愿不得，意淫于外，入房太甚，宗筋弛纵，发为筋痿，及为白淫。故下经曰，筋痿者，生于肝，使内也。"表明以肝为中心的情志活动与男科疾病紧密相关。如肝藏血，血舍魂，肝经血热，相火悖动，魂不守舍，厥气客于阴器，淫邪发梦接内，则为遗精。肾主闭藏，肝司疏泄，疏泄太过，闭藏不及，一经交会，精已失控，出现早泄。欲用而难施，隐由而难言，肝为将军之官，筋乃卒伍，将军无能，卒自不听命，而致阳痿。欲念不已，忍精不泄，肝气郁结，阳事易动，举而难倒，致使强中。其次，脾胃为气血生化之源，阳明主润宗筋亦为一端。精生于谷，精化为气，故而脾胃病与精液的质量关系密切。如嗜甘啖肥，湿热下注，扰于精室，精浊混处，引起精稠难于液化，精子活动率下降。湿火相并，客于精窍，脉络受损，血不循经，则为血精。肾藏五脏化生之精，脾胃化源匮乏，精无资生之本，出现精少稀薄。再者，冲脉为经脉之海，又名血海，其脉与任皆起于胞中，外应气街，与阳明合于宗筋，循人身之前与足三阴经并行腹里，内聚精血，是天癸发生之源。冲任为病，逆气而里急，或为阳痿，或为阴溃，痿者茎疲垂而不起，溃者囊木肿而不仁。

　　例一　李某，男，38 岁。1966 年 7 月 11 日初诊，门诊号 127721。

　　平素身健，但性功能异常，无性要求，亦不排精，结婚十一载无生育，检查精子数值、形态均正常，遍用中西药物

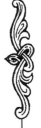

罔效，已失去治疗信心。经妻子及亲友劝说而来就诊。

初诊：壮年体健，寡言少笑，脉沉涩，舌紫苔薄腻。肝郁形之于神，气结血瘀，影响性功能，以化瘀赞育汤主之。

紫石英 30 克（先煎），蛇床子、韭菜子、红花、桃仁、赤芍各 9 克，柴胡、枳壳、桔梗、牛膝各 4.5 克，当归 6 克，生地 12 克，生甘草 3 克，川芎 2.4 克。7 剂。

二诊：药后性情较活跃，再疏前方 7 剂。

服第二次 7 剂即排精，续进前方 30 剂而停药。第二年得一男孩。

青壮年患肾亏，鲜有以温肾补阳而获效。肾气有余，本自气脉常通，肝气失和，脉道不利，症见神志、性情异常。前医重用参茸、睾丸素、促性腺激素等，实其所实，瘀滞胶结，气失流畅，乃未掌握七损八益之道，反使病势愈锢愈甚。投以活血之剂拨乱反正，气通血活，一方不易还其健康，并得一子，似非幸致。

二、肾备二气，调摄阴阳开合有效

肾备阴阳二气，原夫人之生，本水火相守之局，具动静开合之机，阴阳互根，彼此递化。在于男子，则精气尤为至宝。精为阴之至醇，气为阳之至刚；精乃阳之归宿，气乃阴之运养；盖惟其阳有归宿，故能守而不离，阴有运养，故能生而不乏；惟精为阴之至醇，故能感阳而动，气为阳之至刚，故能得阴而密。如果守者自守，泄者自泄，守泄之间，各尽其妙。肾属坎卦，坎以中阳为体，以外阴为用。论生化则精能生气，气亦能生精；论运用则气能御精，而精不能御气。所以人身之阴阳，常处在“体用”的不平衡状态，守肾之体当施以补，伸肾之用当治之以通。叶天士提出通补兼施

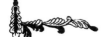

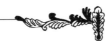

则为男科疾病的治疗开了一大门径，将张景岳"善补阳者，必于阴中求阳，则阳得阴助而生化无穷；善补阴者，必于阳中求阴，则阴得阳升而泉源不竭"之说，更推进了一步。

例二　董某，男，42岁。1979年7月19日初诊，门诊号182375。

曩昔伤于腰尻，瘀血内停，腰痛不时而发。年来复加早泄，腰痛且酸，脚胫软绵，阳事渐衰。始而肝血肾精受戕，继则精气并损，脉细，舌紫苔薄。经云：精不足者，补之以味。幸纳谷如常，然厚味充养无辛不走，法本叶天士辛柔通补之义。

鹿角霜、韭菜子、蛇床子、当归身、川断、杜仲、丹皮、泽泻、山药、茯苓、山萸肉、狗脊各9克，熟地30克。嘱慎房帏。

服药十四剂即有起色，再进十四剂症状基本消除。

精亏则无以蓄阳，阳衰则无以化精，生精生气之本遂绌，动静之节为之乖矣。所用药物皆强阴益精，和暖资育之品，以存少火而成精气转运之功。非为媾精设，祈以续嗣计，早泄阳痿并见与单纯阳痿者治疗自是不同。前者为积储难而发机易，当用益气养精；而后者为积储易而发机难，虽温煦培植，机括未灵，非通不能开气机之窒碍。

三、论治求本，平衡之法独擅其长

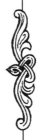

中医治病，基于《内经》"阴平阳秘"之论，强调疾病的发生就是阴阳失调。故力主"谨察阴阳所在而调之，以平为期"，也即所谓"病者不平，医者平其不平而已"。其中，活血化瘀疗法能通过气血来调整机体的反应性，保持内环境的稳定，从而改善全身以及局部，这就是"衡法"治则的

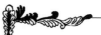

基本原理。男科疾病的基本症状大多具有神志异常和性情乖戾，显然与心、肝两经关系尤著。心主血脉、主神明；肝藏血，主条达；这两脏功能衰退或异常时，症状复杂，出现的瘀血指征亦较多。这类患者除突然精神刺激可引起气血逆乱外，亦可因病失治、误治而致。一般病程较长，大凡影响生化之源而产生血瘀；或新瘀失宣，瘀潜窍络，著而不去。缘于气脉布及周身，所见症状已超过生殖与性的局限范围。对此，临床常用"衡法"奏效。因"衡法"既能流通气脉，使已病器官得到恢复或改善，令其逐渐发挥正常生理功能。盖血衰则形萎，气败则形坏，凡气脉有所不达，则必随所在而各见其偏废之病，气脉常通，形质乃复。"衡法"又能调整神经的兴奋和抑制，消除致病因子对正常功能的扰乱，重建内环境平衡，不但有显著的治疗作用，还具有积极的预防效果，洵非虚语，应合《内经》"血脉和利、精神乃居"之旨。

例三　孙某，男，35岁。1983年3月23日初诊，门诊号236715。

颠沛一载，丧妻之后又遭母亡，叠经家变，悲哀悒郁，气横胸臆。新婚初欢，阳事偶兴，且成苟安之局，未几即倒弋意懒。备投助阳起痿之味，终至罔然。五月来，茎痿之外，更加入夜惊怖，合目汗泄，辗转不寐，懊侬之苦，莫可名状。神色恍惚，魂魄失宁，饮食杳思，大便窒塞。脉弦而数，舌紫，白苔满布。亟予交通心肾，健运脾胃，阳伤取药之气，阴伤取药之味，阴阳并理，气血同疏，能得衡法之微旨。

苍术、白术、川朴、半夏、北秫米、茯苓、红花、桃仁、川芎、蛇床子、韭菜子、磁朱丸（包煎）各9克，黄连粉、肉桂粉各1.5克（二味分匀，分两次吞服）。7剂。

二诊：精神渐觉爽慧，且喜白苔已化，纳谷甘味，寐得

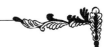

小安，脉有起色。未可议补，以免与气血为难。上方去苍术、川朴，加紫石英30克（先煎）。

事隔一月，阳事复兴，寐食俱安，情绪开朗。嘱诸当珍为贵。

肝藏魂，心藏神，肾藏志。肝虚则魂不安宁，心虚则神无所依，肾虚则志乱作强乃废。群主不用，庸相冒明，气血为之乖乱。前医重用兴阳补肾，滋腻添精。诚如王清任所云："始而滋阴，继之补阳，补而不效，则云虚不受补，无可如何，可笑著书者，不分别因弱致病，因病致弱"，颇有见地。故正面抵邪用理气法，反面退邪用祛瘀法，一发中鹄。气血平正，心君泰然，相亦俯首听命矣。君相得安其位，上下通调，阴阳相得，水火既济，诸乱遂平。

四、用药心法，辨证使用民间验方

1. 阳痿

（1）疏肝化瘀：柴胡二钱，龙骨二钱，紫霄花二钱，麝香一分。

（2）补肾养精：左归加斑龙二至丸

（3）血肉有情：羊肾，鹿肉，鹿鞭，狗肉，牛鞭，海狗肾，蛤蚧尾。

2. 遗精

（1）收涩：刺猬皮炙吞，酒下。

（2）泻肾火：知柏地黄汤。

（3）清心泻肝：黄连，龙胆草，大黄。

3. 早泄

（1）阴虚：保阴煎加莲子心。

（2）阳虚：右归丸加紫石英一两。

（3）情志抑郁：血府逐瘀汤加五子衍宗丸。

4. 不射精

（1）血府逐瘀汤加蛇床子三钱，韭菜子三钱。

（2）炮山甲、龟板等分研末，每包一钱，一日二次，酒下。

5. 癃闭

（1）升麻黄芪汤：生黄芪 5 钱，当归四钱，升麻二钱，柴胡二钱，煎服。

（2）升麻三钱，炮山甲三钱，川牛膝三钱，蒲公英四钱，莪术三钱，虎杖五钱，水煎服。

6. 精子少

（1）大补阴丸三钱，一日二次。

（2）青鱼子，制菜食。

7. 阴囊不出

（1）血府逐瘀汤加韭菜子。

（2）蚕蛾粉 1.5 克，一日三次，酒下。

8. 强中

（1）龙胆泻肝汤加黄柏。

（2）羚羊粉。

9. 性淡漠

（1）调气论治：逍遥丸，越鞠丸，沉香化气丸。

（2）活血论治：血府逐瘀汤，桃红四物汤加柴胡、仙茅、仙灵脾。

10. 更年期综合征

（1）阴虚内热：知柏地黄加龟、鳖、桃仁。

（2）肾阴肾阳不足：仙茅、仙灵脾、杞、归、丹参。

（3）肝气郁结：柴胡、丹皮、川芎、赤芍。

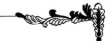

11. 血精

（1）大黄加三妙丸。

（2）生蒲黄加知柏地黄丸。

中医辨证思维与临床诊疗决策之优化

什么是诊疗决策？简言之，就是在一定条件下寻找诊断疾病和治疗疾病的优化方案，故而说单一的、固定模式（对号入座式）的、不追求优化的决策是没有意义的。那么，正确的诊疗决策又是怎样产生的？这关系到中医特有的思维方法问题。中医是一门实践性极强的科学，由于知识面和经验水平的不同，临床思维有着明显的层次之分。所以，正确理解中医的思维，对推进临床研究具有十分重要的意义

一、世界观是思维的基础

认识是人们的思维能动地反映和指导实践的基础。因此，所有的认识实践活动无不带有世界观的烙印，立场问题能直接影响人的思维方向、方法和结果。独具特色、疗效独特的中医药学是我国优秀传统文化的瑰宝之一，而且是一门从理论到科研需要不断探索、不断丰富和不断发展的独立学科。但在中医队伍里仍有严重的认识障碍有待消除，部分专业人员存在"夜郎自大"、"固步自封"的倾向，这些同仁不善于博采，沾沾于既得，缺乏充实自我，提高自我的意识；而另一些人则"妄自菲薄"、丧失信念，缺少追求。老一辈中医看到这种依附西医的倾向，非常担忧，"挂梅兰芳的牌

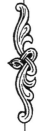

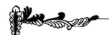
子，唱朱逢博的调子"，身为中医，这与发展中医技术，提高中医学术水平和临床疗效的时代需要不相符的。作为中医，只有真正树立自我意识，然后才能自立起来，才能真正走出自己的路子。确立自我意识，从历史的角度看，可以通过寻根溯源了解自己。先秦的"诸子之学"是我国思维学的滥觞。古人认为："立天之道，曰阴与阳；立地之道，日柔与刚；立人之道，曰动与静。"把辩证法引为思维准则，并在当时的四大实用学科医、农、兵、艺被广泛运用，相互印证。至《内经》出，这一思维形式在指导人们认识生命现象和把握疾病康复规律的伟大实践中已渐趋于成熟。辩证法思维最大的特点是从事物内部的矛盾运动来揭示各种自然现象，中医的藏象理论即以它特有的思维，远比以后来工业革命为基础的、在解剖刀和显微镜视野下观察到的宏观得多，也更加符合生命整体运动与外在世界联系的客观规律性。中医学术上的独特，来源于其在丰富的实践中不断充实和提高的先进思维形式，立足于对客观世界整体联系上的考察，立足于对未知现象不断探究和努力实证，不断深化认知水平，寻找解决问题的独特方法。中医学的这一特点是在继承前人成果和汲取同时代先进科学思想的基础上形成并发展起来的。在现代科学技术飞速发展的今天，中医学理所当然应该努力吸收和利用科学技术成果和现代化手段，为我所用。当然吸取和利用，更应注意保护和发扬中医特色，维护中医主体思想，防止丢失中医的精髓，坚持继承而不泥古，创新而不离宗。

二、中医思维的三大内容和两个层次

辩证法思维是古代哲学的核心，也是中医诊疗决策的基

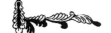

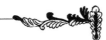

本方法。它包含着三大内容：一是以阴阳五行学说为纲的抽象思维；第二，以取类比象的直觉认识和推演为特征的形象思维；第三，在实践基础上厚积薄发而形成的"灵感"思维。两个层次是稳态结构和失稳态结构。两个层次是以三大内容为主体的客观存在，所以中医的认识观是以物质为第一性的，是唯物的。明白这一框架后，正确的诊疗决策的产生，便不是高深莫测的问题。

"一阴一阳之谓道"，乃是任何事物都具有既对立又统一的两个方面，这两方面的内在联系、相互作用和不断运动是事物生长、变化乃至于消亡的根源。《内经》说："阴阳者，天地之道也，万物之纲纪，变化之父母，生杀之本始，神明之府也。治病必求于本。"古代医家认为"神明"这一精神活动（思维）原来就是客观形象和主体感悟之间的高度统一。阴阳是抽象的概念，是中医学的指导思想，又是理论武器。与"阴阳"两极思维模式同时并存的是"五行"环状通路的思维模式。中医认为事物在变化发展过程中，不但存在阴阳对立统一的规律，而且有其五种基本属性的物质彼此之间的互相影响、互相联系，构成一种整体制约生化的有论、有序、有机的环状系统。

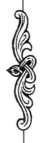

以相似进行简单明洁的援比，常能突破常规的概念抽象，在中医古籍里讲得特别多，成功地运用形象思维和灵感思维，能远远超出逻辑推理所获得的认识。灵感思维曾披上神秘的所谓"圣哲先知先觉"的外衣，这是由于过分渲染天资而忽视了灵感来自实践加勤奋的本原。《文心雕龙》说到过"积学以储宝，酌情以富才，研阅以究照"，揭示了"人神之能通应"的实质。实践出真知，真知与科学的预见性又具备逻辑上的一致。比如瘀血与衰老之间的关系，可以从老年人精神神态改变、白发脱发、视力听力减退、老年斑和肌肤甲错、青筋暴露、紫绀、心悸怔忡、心痛、中风偏瘫、咳嗽气喘、眩晕少寐、性功能下降等十大表现中发现这些现象的病理变化，表面是"老人多虚"，实质是"老人多瘀"；继而通过深入的实验室工作，证实老年机体普遍存在微循环障碍、血液流变异常和各主要脏器血管形态的破坏，于是"人体的衰老主要机制在于气血失调和内环境失衡，而内环境失衡的癥结主要在于瘀血"这一理论由是成立。因此，感悟来源于实践，实践的可贵在于发现，凭空产生的灵感是虚无的，不可信的。

在正常生理活动中，人体总是保持在协调和平衡状态。疾病的发生和发展，可以从阴阳对立关系的不协调或五行之间失去整体协同来解释。但是必须看到，生命机制中存在一种求生存的自稳本能，这是上文所说两个层次中的稳态结构的基础。机体的协调和平衡是建立在脏腑经络、气血津液等物质之上的，机体组织的健全程度、物质代谢水平和功能运转状况的高下等，是决定稳态结构的正常与破坏的条件，在临床思维中占有重要位置。稳定和巩固协调平衡，使机体始终处于最佳调节状态这一层次上，正邪的较量总是以正胜邪伏为结果的。相反，气血失调、精神短少，这种处于脆弱的"类稳定"状态者，稍遇正邪交争就会陷入失稳态结构，这合乎《内经》所说"积阳为天，积阴为地"的认识。正气的积累是机体求得平衡的决定因素，扫除气滞血瘀是维持机体平衡状态的必要手段。

三、临床思维的程式

1.**体质辨证**：辨证是中医学的核心问题。随着近年来辨

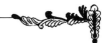

病与辨证相结合的研究，对"证"的现代病理学基础已经有所认识。由于"证"的病理改变带有多个变理参数，必须寻找一个最能说明问题，能包容诸多因素的系统，而形状与素质就是最理想的选择。从临床中发现了体质与"证"的固有相属性、体质与"证"的潜在相关性、体质与"证"的从化相应性。曾治疗一例血栓闭塞性脉管炎，患者年龄已过六旬，既往有慢支肺气肿、肺心、房颤病史，刻下宿疾不显，但右趾皮肤干燥皲裂，足背轻度凹陷性水肿，局部皮温升高，溃烂肉芽组织尚新鲜。时值夏令，前医尊《外科全生集》"脱疽皆是火毒湿热陷于下焦"之说，处方以四妙勇安合三黄汤。初无所苦，5剂后患者痰喘骤发，考虑到肺心病心衰有西药保驾，中药未服完，继续用之。至夜半呼吸急促，不能平卧，唇绀指青，脉沉欲脱，急转阳和汤加细辛、半夏、五味、附子服之，症势趋缓，遂于原方加当归、赤芍、桃仁、乳香、没药、蜈蚣等出入，服药60余剂竟获痊愈。时届深秋，往昔慢支感染频发之际，患者亦能平安渡过，足证在辨证论治时，注意体质辨证，实为首要之举。

　　2.**病因、脏腑、经络辨证**：病因与脏腑、经络辨证是从不同的侧面来认识疾病的方法，但这三个辨证体系又是相互关联的。中医对病因的认识，并不是借助于实验、分析和微观等方法对病原体进行具体了解，正如中医的脏腑概念已超越解剖实证一样，脏腑辨证的本质是一种系统集约的——从功能态到功能价的组合；病因就是这一集约受到损害的一切因素；经络则内属脏腑，外络体表。明乎此，如能正确运用，是克敌制胜的一套良方。如治男科疾病，辄喜据此而舍弃常法，治疗不排精、阳痿、阴缩、遗尿、前列腺增生等皆获效验。如某患者壮年情怀郁勃，突然阴缩不能复出。精神

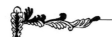

情志活动为肝之所主，足厥阴经上达脑巅，下环阴器，肝气郁滞，经络失和，即可导致生殖器疾患。乃投血府逐瘀汤以疏肝活血，气畅血活，阴缩复出，性事由是恢复。常以此法，加路路通、王不留行治不排精症；加蛇床子、韭菜子治阳痿；加白茧壳治成年后遗尿症；加升麻、滋肾通关丸治前列腺增生之癃闭症，均验。又治某男喉痹八载失治，已丧失信心，按足厥阴脉循喉咙之说，投入疏肝理气、活血化瘀药，14剂而愈宿疾。所举数证，悉本病因、脏腑、经络，联系辨证论治而取胜。

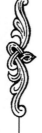

3. **一元论观点**：临床思维渐进的踪迹，基本上先有演绎，再有归纳，其中互贯着"一元论"思想。一元论思想的根本特点是从现象的不同组合来判断现象系统征候的特异性质，凡病情复杂、隐蔽、或多方面相互牵涉时，必须有一个起决定和影响作用的症状，而其他症状都是随着这一症状的产生而产生，随着这一症状的转变而转变。"候之所始，道之所生"，所谓病机分析为医生提供症状间相互联系和寻找到起决定作用症状的最有效方法。曾治疗1例上消化道出血患者黄某，入院时神昏谵语，实验室检查蛋白比例倒置，钡透示食道下端及胃底静脉曲张，诊断明确门脉高压症。经输血、中药治疗，出血遂止，旋即出现高热、浮肿、腹水、并迅速加剧，空腹血糖13.8mmol／L，用保肝、降糖、利尿、放腹水等综合治疗，病势有增无减，会诊时已腹大如瓮，脐凸足底平，奄奄待毙，总的印象是实不耐攻，虚不受补。用东垣天真丹出入为方，轻补缓攻，立足于助气化、展气机、药后颇合病机，二便畅利，腹筋渐松，精神、胃纳转佳，改从丹溪大温中丸法启脾阳，逐凝聚，宣经气，利腑道。连服43剂，腹水消失，血糖初平，肌肉渐充，一改枯索之态。

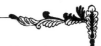

由此可知，每一种症状都有一定临床意义，而真正能反映这许多症状本质的乃是三焦气化失司，而并非是脾虚或水湿内停。若一味补气健脾必致壅满更甚，一味逐水又将耗气伤正。从症状到证候的认识是中医系统辨证的结果，症与证本质之间的联系，全靠一元论思想统率，攻克主要矛盾，其他便迎刃而解了。

4. **三个倾向性**：尝读历代名医验案，每叹其独具慧眼和真知灼见，认知的独特性，即思维中的艺术技巧，在相同理论框架中，名医都用自己的风格去塑造，带有鲜明的学术个性。我从医 60 年，诊治疾病数万千，于临床治疗摸索出三条思路，可谓驾轻就熟，颇有收获。其一为"振奋阳气"，阳气之与人体强弱有密切关系，对久治不愈的证候，辄加附子，往往能获取意外效果。曾治一肾小盏结石患者，已服中药数百剂，专科医生认为其结石嵌顿，部位属不易移动处，非手术绝难奏效，但患者体气羸弱，不愿手术，遂一反常法，投温阳利气、排石行水，用附桂五苓汤加莪术、王不留行，7 剂后排出黄豆大结石 2 枚，复查肾盂积水消失，肾功能恢复。盖取气化不及州都义，其效如响斯应。其二从"血为百病之胎"立法，采用活血化瘀药物攻克疑难杂证，亦多殊功。王清任讲"气通血活，何患不除"，唐容川谓"一切不治之症，皆因不善祛瘀之故"，证诸临床，确有至理。曾治一持续 3 年不愈之呃逆患者，遍用常法不效，投通窍活血汤 2 剂而瘳。其三谓"脾统四脏"，人体脏腑组织功能活动皆赖脾胃之转输水谷精微，脾荣则四脏皆荣，脾衰则四脏俱衰。有一老年患者久病内脏下垂、低钾症、肺气肿，备尝补肾、补肺、补脾之药，终鲜有效，遂于前医方中加入苍术、升麻、荷叶、粳米，颓象一举而振。于是得出结论：实脾不

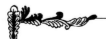

如健脾，健脾不如运脾，四季脾旺不受邪。

5. 反治、旁治和突发奇师以巧取险：反治与正治相对而言。"治寒以热，治热以寒"，系对常规之病予以常规治疗，不足为奇。反治的关键，一是认清真象，二是审理标本。假寒而真热，自不得以热报寒，这种反治其实质不离正治，关键在于辨证的真切，不为假象所惑，此类例证较多。而真正的反治都用在急则治标上。如治一中风闭证，病因为风火暴迫，刻诊痰涎涌溢。风火之证本当远辛热，但此时以开闭为急，投三生饮而口噤开；标证一罢，再从息风降火治本。旁治，正路走不通，曲线求之，兵法上叫它"偏师借重"，兵无常势，盈缩随敌，证无常势，活法圆机。突发奇师，在临证中证必有破绽露出，察病人之所喜，必其所不足，病人有所恶，必其有所余。如"病人身大热，反欲得衣者，热在皮肤，寒在骨髓也"。中医思维的特点不但重阳性体征，而且注重该有阳性体征者却反未显阳性体征，即所谓"有者求之，无者求之"。这种辩证法的思维是从实与虚的两维度坐标系中确定的。《内经》上说："气之胜也，甚者制之；气之复也，和者平之，暴者夺之。"较之处处以求实证的诊疗方法高明许多。最后谈以巧取险。"无迎逢逢之气，无击堂堂之阵"（《灵枢·逆顺》），病来势猛的，我自避实击虚；病势将退，我则穷追莫舍，对重症险症以此取胜者，亦不乏其例。曾以张锡纯"秘红丹"治疗大咯血，其效至捷。该方以生大黄釜底抽薪，引火下行；肉桂平衡升降，引火归宅；生赭石重镇潜阳，敛火宁血。药虽三味，各具巧思，用药如用兵，兵不在多，择其能任；药不贵繁，唯效是尚而已。

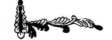

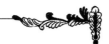

诊余漫话

四时感冒务明时气疫气

感冒之名，见于北宋《仁斋直指方·诸风》中，然类似感冒之描述，在《素问》中即有。如："风邪百病之始也……风从外入，令人振寒汗出、头痛、身痛、恶寒。"迨至清代温病学说兴起，不少医家认识到本病与感受时行之气有关，《类证治裁》更明确指出"时行感冒"之名，然治疗总不外乎祛风解表之法。

余以为，风邪虽为六淫之首，但在不同季节，往往夹四时不正之气而入侵，春季之温、夏季之暑、秋季之燥、冬季之寒和梅雨之湿，固是自然界之变化，但在四时之中，又有气候失常之时。如春应温而反寒，夏应热而反凉，秋应凉而反热，冬应寒而反暖，非其时而有其气，人感乖戾之气，都能入侵人体而致病。另又有感受"疫气"者，则高

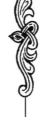

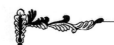

热、口渴、阵阵剧咳，甚则呼吸困难、紫绀、咯血、舌红、脉数，更不可以作"伤风"治，故曰：四时感冒务明时气疫气。

余治四时感冒，首辨寒热虚实，总不忘乎时气疫气，故喜用清热解毒，但常灵活变通。若风寒遏表，症见高热无汗、形寒、头痛、鼻塞流涕等，则用宣肺开泄腠理，倡以寒温并用，如羌英汤（羌活、大青叶、蒲公英）发汗退热，亦可用于风热不著者，投之辄效。若风热袭肺，症见高热面赤、汗出气粗、咽痛等象，投银翘散、抗毒饮常效。银翘散可日服二三剂，抗毒饮为经验方，由羌活、大青叶、黄芩、白芷、苦参、蛇床子等组成，具有抗病毒作用，尤其适用于流行性感冒。发汗用药首推羌活、清水豆卷，加柴胡可促使发汗退热。若高热长盛不衰，上病下取，釜底抽薪亦为良策，外邪闭肺，热不得泄，出现高热、气粗、张口抬肩，用泻腑之法，常能使邪从下走，以达到退热祛邪之目的。

然老人感冒，又当别论。盖老人肺虚，外感时邪，易伤肺阴，且常反复不愈。

古方人参败毒散、参苏饮虽治虚人感冒，但药性偏于温燥，仍非所宜。而陈士铎《辨证录》中加味补中汤一方，临证用之多验。该方由黄芪、白术、麦冬、当归、党参、柴胡、花粉、陈皮、茯苓、升麻组成，主治虚人感冒，持续不愈，或易于感冒，时作时辍，头痛鼻塞，畏寒倦怠，午后低热，咳嗽胸满。若表邪重者可酌加荆芥、防风、苏叶。此皆经验之谈，可资参考。

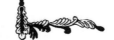

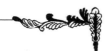

失音治从金实不鸣

　　失音，早在《内经》中就有记载，如"人卒然无音者，寒气客于厌，则厌不能发，发不能下，至其开阖不致，故无音"。"岁火不及，寒乃大行，民病……暴瘖"。"人之卒然忧恚而无音"。可见致病原因不一，音嘶不亮，当分久暂，急起者大多为风邪袭肺，肺气失宣，属"金实则不鸣"，病延日久，肺气日衰，如晚期肺结核之音嘶，中医称之为"肺花疮"，属"金破则不鸣"，治法迥然不同。然亦有败血顽痰，填塞心窍，瘖不能言者，或气滞血瘀，会厌窒塞而不能言者，皆属"金实则不鸣"。故议治当"必伏其所主，而先其所因"。

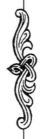

　　（1）风寒闭肺：咽为肺之窍，风邪闭肺，肺失宣畅，故见咳嗽声嘶，甚则失音，此证最为常见。临证习用炙麻黄、炙兜铃、炙紫菀、杏仁、桔梗、蝉衣、凤凰衣、玉蝴蝶、胖大海、桑皮之类，口含铁笛丸，疗效颇佳。曾治一患者，擅长皮簧，翌日即将粉墨登场，忽受外感，音嘶不能出声，乃疏上方给予，一药而瘳，其病若失，知者皆奇，因西医按急性喉炎治之，其效不及如此之迅速也。

　　（2）瘀血阻滞：忧恚过度，肝郁气滞，气滞血结，瘀阻会厌则瘖不能言，常见于声带息肉或声带闭合功能不全者，同时心为声音之主，肺为声音之门，若因意外刺激，大惊入心，致气血乖违，血瘀清窍，肺气不利则卒然无音，如癔证性失音。当此之际用活血化瘀，宜畅气机，可用血府逐瘀汤，加菖蒲引药入心，倍桔梗宣肺开音，升麻提升宗气，收

效颇捷。如治江某，声带息肉术后咽部梗阻，音嘶不亮，咽痛，口干苦而臭，唇干，牙龈破碎，五官科检查声带闭合不全，脉弦数，舌紫苔黄腻。病经四载，反复发作，久病入络为瘀，复以术后瘀热上干清窍，清气遏而不升所致。处方：柴胡4.5克，生地12克，赤芍12克，桃仁10克，甘草3克，牛膝4.5克，当归6克，升麻6克，川芎2.4克，桔梗6克，枳壳4.5克，石膏30克。从化瘀升清立法，音嘶豁然开朗，痛势亦退。经五官科复查，声带闭合不全明显好转，仅三天，初未料收效如此之速也。

肺痨多属火灼真阴

肺痨又名"痨瘵""尸注"，以咳嗽、咯血、潮热、盗汗为主症。论其发病原因，当责内外二因，内因为气血虚弱，阴精耗损；外因为痨虫传染。然两者又相互为因。本病病位在肺，病情进展可累及脾、肾，甚则传遍五脏，故有"其邪辗转，乘于它脏"之说。本病证候繁多，总论病机，肺阴亏损贯穿始终，故《医门法律》云："阴虚者十之八九。"《丹溪心法》云："痨瘵主乎阴虚。"

肺痨多属"火盛金衰"，火盛表现为相火及肝火偏旺，金衰则主要表现肺阴亏损，甚则肺肾两亏，故治疗上切忌大寒大热。尝谓：痨瘵之疾，由相火上乘肺金而成之也，伤其精则阴虚而火动，耗其血则火亢而金亏。用药当以滋阴填精为主，参以清泄，禁用燥烈苦寒、升散剋伐之剂。临床喜以润肺而清痰热，缓肝以平气火，药如南北沙参、麦门冬、川

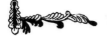

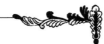

贝母、白芍、杏仁、桑叶、地骨皮、青蛤壳、甘草等，相火偏旺用知柏地黄丸吞服。

肺痨后期，每致肺病及脾，故健脾补肺滋阴也为常用之法，盖土能生金、子壮母安，常用药如白术、淮山药、石斛等，至于肺痨咯血，习用白及，因白及性涩，得秋金之令，能润肺止血，对结核杆菌有抑制作用。如治刘某，女，17岁，肺痨，初起寒热，继之咳嗽，咯血，气促面㿠，两颧绯红，月经年余未行，舌红无苔，脉细数，抗痨疗效不显，乃嘱购白及 40 克，研细末分作 10 日量，每晨用鸡蛋一只与白及粉调和，开水冲服，过旬，咯血痰红已止，嘱改用每晨以白粥汤调服白及粉 3 克和炒白术粉 6 克，晚服八珍丸 9 克，一月后天癸通行，热退咳平，面色转润，步入康壮。曾用白及合千金黄昏汤（一味合欢）治肺痈空洞多例皆验。

背寒症探颐

《金匮》云："心下有留饮，其人背寒冷如掌大。"唯有《千金》释"留饮"最切当，谓"结积留饮成澼囊"，尝譬之如潦水之有科臼，久而冰伏，冰冻三尺，非一日之寒。参照《陶华六书》"背恶寒者，属少阴，附子汤及灸气海"治疗多起背寒，有一定效验，余曾治"背寒冷一片"怪病二则。

镇江金山寺住持，久患背寒。当心后侧一片，盖饮留之处阳气所不到达，脉沉弱，呈现一派脾肾阳气虚馁之象。僧人素食，兼胃阳不足，遂疏一方：生附子一大枚，公丁香四十九粒，麸裹煨熟研末，每服 1.5 克，一日三次，糜粥下。

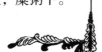

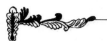

附子温以助气化，丁香温以破留饮，糜粥温胃运脾。方药简洁，一料宿疾得瘳。

某老翁，背冷一块久治不愈，已濒束手，观前医投药，或扫群阴，或驱阴邪，屹然不动，益参附、术附维阳立论，亦不为果。细察脉行迟细，舌紫苔薄，气血以并，阳失斡旋，取王清任急救回阳汤加味，别出蹊径，以冀弋获。处方：党参、附片、干姜、白术、甘草、鹿角、桃仁、红花，5帖，服后其患若失。"怪病必有瘀"，征之信而不爽。

一从破阴凝化冰伏入手，一从"血为百病之胎"立论，亦思之巧而已矣。

面色黧黑从瘀论治

面色黧黑见于黄褐斑、阿狄森氏病、皮肤黑变病等疾病，以颜面部或周身皮肤出现黄褐、青紫，甚则灰黑色为主要表现。黑色从肾，大凡医家多从肾论治，余认为面色黧黑与血瘀相关，治疗每从气血论治而获良效。

人生之贵莫过于气血，气血充盈，畅流上潮，则面色红润有神；气血虚馁，无余上承，则面色萎黄少润；瘀血为污秽之血，其色紫黑，若蓄于颜面，则面色黧黑不泽。故《灵枢·经脉篇》谓："血不流则髦色不泽，故其面黑如漆柴者"；《难经·二十四难》谓："脉不通则血不流，血不流则色泽去，故面黑如黧，此血先死"；《诸病源候论》亦谓："五脏六腑十二经血，皆上于面，夫血之行俱荣表里，人或痰饮渍脏，或腠理受风，致气血不和，或涩或浊，不能荣于

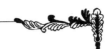

皮肤，故发黑"。均明确指出瘀血是形成面色黧黑的主要原因。所以面色黧黑一证，病位不在肾，而在心、肝二经。心主血脉，其华在面，肝藏血，主疏泄，心肝功能协调得宜，气机升降有序，血脉调畅，气血上荣于头，则面润色红，若反复感邪，或情志违和，或体弱正虚，气机疏泄失常，血脉流畅失和，气滞血瘀，映于面部，则面黑如尘。临床所见，面色黧黑的患者多伴有巩膜瘀斑、舌紫、脉涩或弦等瘀血体征。

余治面色黧黑证，主张以疏肝气、通心脉为治疗大法，习用血府逐瘀汤化裁投之，取四逆散疏肝理气以通气滞，桃红四物汤通心脉以化血瘀，头为诸阳之会，唯风可到，故每于方中加桑叶、桑皮轻清上浮，引药上行，以获事半功倍之效。

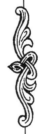

徐某，女，32岁。面色出现黧黑十余载，并逐渐加重，始见于面颊，继之巩膜、眼睑、齿龈、口唇、手指皮肤均呈紫黑，经检查确诊为瑞尔氏黑变病，屡治无效。患者面色如墨，心烦易怒，经来血块累累，舌边紫斑，苔薄黄，脉弦。瘀血潜滞肌肤，亟当理气活血。药用柴胡6克，枳壳4.5克，桔梗4.5克，川芎9克，赤芍9克，牛膝9克，红花9克，桃仁9克，生地12克，当归9克，泽兰9克，生甘草3克。服药半月，上肢皮肤色素沉着见减，但面黑如故。原方桔梗加至9克，再加桑叶皮各9克，连续服药1个月，脸部黧黑日趋明朗，唇齿色素亦退，仅舌边尚有紫斑，停药随访半年，疗效巩固。

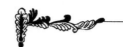

耳聋失聪新解

耳为清空之窍，清阳交会流行之所，感受六淫之邪，或气虚肾亏者，皆能失聪。耳为肾窍，肝胆二经皆络于耳，故历来耳聋或从肾治，或从肝胆论治。余据"南方赤色，入通于心，开窍于耳"，以及刘河间所谓"耳聋治肺"之说，从气血论治耳聋，效果满意。

肺主声，耳所以闻声音者，故耳亦为肺窍。肺又主气，心主血，气血上行，荣养诸窍，则两耳聪明。反之，心肺失常，气血失和，则耳鸣、耳聋丛发。耳聋辨治，首分虚实，暴病者多实，久病者多虚，少壮热盛者多实，年老体衰者多虚。实证为耳窍通脑之路为邪所阻，气血闭塞不通，治当行气活血，通之则聪。临证习用《医林改错》之通气散，方用柴胡 30 克，香附 30 克，川芎 15 克，共研细末，和匀，早晚开水冲服 9 克。取柴胡升阳达郁，香附理气开结，川芎活血祛瘀，三药合用，行气宣郁，活血通窍，俾郁开而窍通，窍通而聋已。若气郁血瘀甚者，则配合以通窍活血汤同用，疗效更佳。虚证则为脑气与耳窍之气不接，气血无法上灌，治宜补气活血，通补相兼。常取补中益气汤加川芎、葛根、路路通等活血通窍之品主之，方中黄芪、党参、白术补气以生精；升麻、柴胡升举清阳；当归、川芎、葛根、路路通行血化瘀，诸药同用，使气血上养空窍，则耳聋可愈。

张某，男，12 岁。缘于学习紧张，复涉之于水，以致突发耳聋，左耳甚于右耳，伴有头晕头痛，入夜乱梦，舌红苔薄白，脉小弦。证属气血郁结，耳窍阻塞。药用桃仁 9 克，

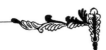

红花9克，川芎3克，赤芍3克，红枣7枚，鲜姜3片，老葱3根，柴胡6克，香附6克，麝香（吞）0.03克。服药3剂，耳聋即失。

化瘀通窍治呃逆

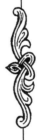

呃逆一症，古无此名，《内经》谓之为哕，因其呃呃连声，故后人以呃逆名之。其病机见于《灵枢·口问》篇谓"新故相乱，真邪相攻，气并相逆，复出于胃"，指出其病乃气机上逆所致，历代医家或从脏治，或从腑治，或以寒热虚实论治。

余治呃逆则从气血上逆例立法，推崇王清任氏所谓"呃逆是血府有瘀，一见呃逆，无论轻重，即予化瘀"之说，认为呃逆虽有寒热虚实之辨，但其病机均为气逆于上，而气为血之帅，气逆则血必逆，血逆于上，蓄滞其间，则呃逆难平，故对呃逆初起，兼见胸胁胀满作痛者，即取血府逐瘀汤加降香，理气活血，降逆止呃；若久呃不止，病久入络者，则投以活血化瘀、开窍降呃之通窍活血汤，方中麝香最善通窍化瘀止呃，凡呃逆轻证，取单味麝香0.03克，吞之，亦有疗效，而配以桃、红、芎、芍活血祛瘀，佐以老葱、鲜姜、黄酒辛散升腾，载诸药上达病灶，则效果更佳；若湿浊弥漫者，则加辟秽之玉枢丹，每次0.6克，一日二三次；而中阳不振，寒湿遏阻者，必佐以理中丁香柿蒂汤，以扶正达邪。

陈某，女，34岁。患者夙有痛经，因产后受凉，且遭受精神刺激，遂发呃逆。每晨起床后即作，持续数小时不

止，入睡即停，啖寒受气后更甚。初用针灸虽能小止，不久即失效，迭经中西药物医治未效。舌边色紫，苔薄白，脉沉迟。证属肝郁气逆，寒凝血瘀，方用通窍活血汤主之。赤芍9克，桃仁9克，老葱3支，红枣7枚，川芎5克，红花9克，生姜2片，麝香0.15克（吞）。上方服7剂，呃逆即止，后以少腹逐瘀汤善后，经来紫块累累，痛经亦失。

变法巧治喉痹

喉痹相当于慢性咽炎、声带小结或息肉、咽部淀粉样变性等疾病，以咽部微痛微痒，或似有异物阻于咽喉、声音嘶哑等为主要表现，医家多从风燥痰热或阴虚火旺论治，余则习以气血为纲辨治喉痹，颇有效验。

1. 阳虚喉痹

足少阴肾脉循喉咙，夹舌本，若外感热病或急性乳蛾治不如法，过用寒凉滋腻之品，戕阳伐气，邪入少阴，以致火虚于下，寒凝其中，格阳而上，无根之火内灼咽喉，症见咽喉微痛，或感肿胀，或似虫爬，咽部粘膜淡红，肥厚呈水肿样，伴有畏寒肢冷，神疲乏力，痰多色白，舌胖苔白，脉沉弱或弦紧等，治疗当宗"甚者从之，从者反治"之义，投以辛温。《伤寒论》谓："少阴病，咽中痛，半夏散及汤主之。"半夏散甘辛合用而辛胜于甘，其气又温，不仅能解客寒之气，还可复已弱之阳气。《本经》谓半夏主咽喉肿痛，桂枝治结气喉痹，甘草解金疮肿毒，足见此方对喉痹极为适宜。临床每加大黄反佐之，大黄能使热药不致被浮阳格拒，因势

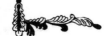

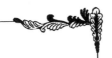

利导，直捣病处，有相得益彰之功。

徐某，男，36 岁。患咽喉疼痛半月，始按风燥论治，病势更甚，且觉有冷气上泛，诊其两脉沉细，舌苔白润，察咽喉痛处，其色淡红。脉证相参，显系阳虚寒伏喉痹，乃投附子、酒炒大黄各 4.5 克，肉桂 1.5 克，甘草 3 克，姜半夏 9 克。药后大便畅行，咽痛随止。

2. 瘀血喉痹

咽喉素有关隘之称，饮食气息行其中，五脏六腑经脉循于壁，故咽喉不仅是饮食呼吸之要道，而且是气血循行之境地，如六淫闭伏，七情不遂，日久不解，均可导致气郁化火，气滞血瘀，瘀热上熏咽喉，症见咽喉刺痛，或感灼热，或觉堵塞，咽部黏膜深红，或有瘀斑，伴有口干不欲饮，嗳气难出，烦躁易怒，舌紫苔黄，脉弦数或细涩等。立法当按"久病必有瘀"之说，治以活血祛瘀。方用血府逐瘀汤，此方由桃红四物汤合四逆散而成，不仅善行血分之瘀积，解气分之郁滞，而且内含甘桔汤，功能利咽止痛，用于瘀血喉痹，最为合拍。若合并声带闭合不全者，则加升麻以升提开喉，往往可收事半功倍之效。

丁某，男，42 岁。患咽喉灼痛半载，用各种抗生素及养阴润燥、清热降火、宣肺化痰等法，均不见效，症状且有加剧，舌紫苔黄，脉弦细，咽部粘膜暗红色，有片状瘀斑。证属风燥痰热失宣，营血受灼，久之化瘀潜络。药用桔梗、赤芍、桃仁、红花各 9 克，甘草 3 克，牛膝、柴胡各 4.5 克，川芎 4.5 克，当归、枳壳各 6 克，生地 12 克。4 剂后痛去大半，续服 5 剂，病即痊愈。

3. 痰瘀喉痹

足厥阴肝经循行喉咙，环口唇，若郁怒伤肝，肝失条

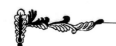

达，气滞血瘀，肝郁犯脾，痰湿内生，以致痰湿与瘀血互结，循肝经上结声户，症见咽喉似有物阻，梗塞不舒，或胀痛不已，入夜尤甚，局部水肿、肥厚或结节，伴有痰多、胸闷作痛，胃纳不馨，舌暗苔白滑，脉滑而弦等。治疗当从"疏其血气，令其条达，而致和平"之旨，行气以化痰，活血以祛瘀，方用导痰汤合四物汤出入。血瘀化热加白薇、丹皮，声哑加蝉衣、诃子，结节或肿块则佐以海藻、昆布、牡蛎、僵蚕等。

刘某，男，57岁。咽喉部灼热作痛、发音嘶哑半年，经检查诊断为咽部淀粉样变性，用激素、抗生素等治疗无效。患者咽痛声哑，口干喜饮，痰多色白，大便维艰，脉细弦小数，舌紫苔薄白。痰瘀胶结不化，治宜祛瘀化痰，软坚散结。药用半夏、海藻、昆布、丹皮各9克，白薇、花粉、诃子各12克，陈皮、蝉衣各6克，赤芍15克，生牡蛎30克。上方出入半年，查咽部肿块缩小，但症状仍有反复，原方加入清热活血之药：黄连3克，水红花子、桃仁、僵蚕各9克，紫草12克。又服3月，症状次第消失，复查咽部呈高低不平如橘皮样改变，肿块已不明显。

以"通"为补治胃痛

胃脘痛以胃脘饱胀疼痛，嘈杂泛酸，纳便不调为主证。由胃气不和，腑气少运所引起，治胃脘疼，重在"通"之一字，但强调通又有通气通血之别，亦有寒通温通之法，故当活法活用，随机应变。

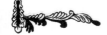

（1）注意胃府的和降通达：胃为阳土，多气多血，故有阳明阳腑之称，胃为水谷之海，日以纳食消谷为职。经曰："六腑者，传化物而不藏。"故有"胃以通为补"之说。然胃之通降，既赖阳气之温运，亦赖津液之滋润，一般阳明通降失司之因有四：

①胃火过亢：经曰："诸逆冲上，皆属于火"，"诸呕吐酸，暴注下迫，皆属于热"。胃火灼盛，热积胃府，通降失司，于是胃痛及呕酸，嘈杂易饥，口干口苦之症悉由所起，热者清之，故常用左金丸加山栀、蒲公英以清胃家之太过，佐芦根、花粉、石斛、沙参等甘寒以滋阳明之液，参入八月札、娑罗子、檀香、麦芽等以疏肝理气，消胀止痛，常效。若呕酸甚，加入海螵蛸、白螺蛳壳以制酸，或佐生姜、半夏而成辛开苦降之法，泻心胃之火，复阳明之用。

②脾胃湿滞：湿困中焦，遏阻清阳，胃气不展，失之通降，则见胃痛，伴以脘闷、纳呆，或见呕酸、吐清涎。经曰："清气在下，则生飧泄，浊气在上，则生䐜胀。"因脾胃同居中焦，脾主运化，胃主受纳，脾失健运则水湿内停，故胃湿之萌，过在脾土。此外，素嗜酒醴之人，每多患此。酒者，质寒性热，胃火旺者，从阳化热，成为湿热蕴积之候。中阳虚者，从阴化寒，而成湿困腑阳之证。治湿阻中焦，余平素最喜用苍术一味。元代朱震亨曰："苍术治湿，上中下皆有可用，又能总解诸郁……故苍术为足阳明经药，气味辛烈，强胃健脾，发谷之气，能径入诸药……"余临证习以苍术为君，辅以川朴、陈皮、姜半夏、白茯苓等以健脾运中，偏寒者加桂枝、干姜，夹热者加黄芩、山栀、川连，其他如党参、白术之健脾补虚，木香、香附、甘松之理气止痛，均随证酌情而投。

③胃阳不足：阳虚生寒，寒性凝泣，气行不畅，腑阳失运，症见胃痛以及饱胀，反胃呕酸，形寒不渴，舌淡脉细。经曰："阳气者，若天与日，失其所则折寿而不彰。"凡见此症，用药则以温通，盖非温而通者，不得复其阳，非通而走者不能祛其寒，可用釜底加薪，温通胃阳之法。药用附子、桂枝、吴萸、荜茇、荜澄茄、干姜、半夏、公丁香等，气滞者加川朴、枳壳；夹食者加鸡金、神曲、陈皮；若寒客厥阴之络而兼少腹胀痛，加入乌药、茴香之类，尤其是附子一味，常谓只能温肾阳，其实胃寒得附子，尤如釜底加薪，则火能生土，坎阳鼓动，中宫大健，则胃之通降功能得复矣。

④燥土失润：前贤谓太阴之土，得阳始运，阳明阳土，得阴自安，以脾喜燥恶湿，胃喜润宜降故也，故若胃阴不足，津液亏乏，失其本来下降之性，则腑气上逆，发为脘痛，兼见嗌干、恶心呕吐，常用清养胃阴之法，药用酸甘滋润，使津液来复，胃之通降始复。如木瓜、白芍、乌梅、麦芽、石斛、沙参等品，可加入佛手柑、绿萼梅、醋制香附以舒胃用。

（2）详辨病在气分血分：胃脘疼痛虽有属虚属实之异，或寒或热之别，然在起病之初，总属气机郁滞，或由肝郁气滞，横逆犯胃；或由脾胃气滞，升降失司，久之气病及血，血因气瘀，于是络道不利，气血俱病。故当注意病在气分血分之别，凡病入血络者，常见胃痛如刺，久发不已，按之尤剧，或曾呕血、黑便，唇舌紫黯，瘀积不消，难拔其根。临床常用丹参饮合失笑散，加桃仁、赤芍，甚则用膈下逐瘀汤破积逐瘀，推陈致新。夹热者加红藤、丹皮；夹寒者加炮姜、桂枝；中焦虚寒者加理中汤。由于气为血帅，气行则血行，故诸如木香、郁金、娑罗子等理气消胀之品均酌情选用。

蔡某，男，55岁。患十二指肠球部溃疡、胃窦炎，曾

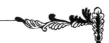

多次因幽门梗阻而住院。症见胃脘疼痛，恶心频频，朝食暮吐，形寒畏冷，腑气四日未行，前医已投通下之剂无效，舌淡苔白腻，脉沉小弦。证属胃中无火，难以腐熟水谷，胃失和降，用温通胃阳之法：附子9克，干姜2.4克，姜半夏10克，川朴6克，枳实9克，代赭石15克，莱菔子30克，茯苓12克，大黄9克。一剂后，恶心顿减，未再呕吐，胃脘疼痛消失，知饥思饮食，后以健脾和胃收功。

王某，男，49岁。胃小弯、胃角多发性复合性溃疡，症见脘痛如刺，按之尤甚，胃纳不馨，食之痛剧，大便时时发黑，舌红苔薄腻，脉细弦。久痛蓄瘀，瘀滞经络，肝胃不和，治用活血化瘀，疏肝和胃。药用丹参30克，百合12克，川芎12克，乌药4.5克，赤芍12克，九香虫3克，白螺蛳壳12克，砂仁2.4克，川楝子9克，延胡索9克，姜山栀9克，失笑散9克。服14剂，即显其效，疼痛减轻，食欲较佳，大便转黄，原方加生白术，再服14剂，症状次第消失而愈。

化瘀愈腹泻

慢性非特异性溃疡性结肠炎是一种原因不甚明了，以结肠黏膜溃疡性改变为病理变化的疾病，以腹痛腹泻、稀便夹有黏液、脓血，伴有里急后重，但大便培养阴性等为特征。此病常反复发作，累年经月不已，归属中医"肠澼""肠风""泄泻"等范畴，尤与《难经·五十七难》中所述："小肠泄者，溲而便脓血，少腹痛"相似。

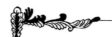

慢性非特异性溃疡性结肠炎的特点为"此利在下焦"，主张从肝论治，肝属木，司疏泄，脾属土，主运化，肝木和顺适中，则可助于脾运，若情志不遂，或偏嗜辛热，肝气横逆太过则脾伤，运化失和，则痛泻由生。病初气滞食积，久病入络而为瘀，气滞血瘀，瘀阻肠道，则症见腹痛即泄，痛有定处而拒按，便夹脓血等。故临证善取王清任氏膈下逐瘀汤主之，疗效显著，此方以桃红四物汤去生地，加丹皮、五灵脂以活血化瘀为君，其中当归活血养血，能益久泻之阴伤，取桃仁得春阳升发之气，味苦下泄，逐瘀而不伤新血，二者相伍，义具通因通用之妙；臣以乌药、枳壳、香附、玄胡等，理气止痛，以助血行；佐使甘草缓和药性。此方逐瘀力强且药性趋下，功能清廓肠道之瘀积，推陈致新，使肠腑之气血得以调达。若兼见脾肾阳虚者，则可加入参、附以扶正达邪。应手后则应以参苓白术散善后，以巩固疗效。

斯某，男，56岁，泄泻三年，消瘦乏力一月。经钡餐、钡灌及乙状结肠镜检查确诊为胃窦炎、慢性非特异性溃疡性结肠炎，迭经西医治疗，症状无改善。腹泻日行数次，便中夹有黏液，腹痛拒按，胃纳不馨，舌淡苔薄白，脉细弦。肝郁脾弱乃其本，瘀滞交搏乃其标，治以膈下逐瘀汤。药用：当归9克，川芎9克，桃仁9克，五灵脂9克，丹皮9克，乌药4.5克，香附9克，红花6克，玄胡4.5克，枳壳4.5克。4剂后大便已无黏胨，腹痛亦瘥，再服4剂，腹泻即止，诸症悉除，惟大便不实，遂转以参苓白术散健脾助运，以预其后。

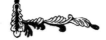

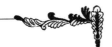

补消法治食管贲门失弛缓症

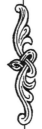

食管贲门失弛缓症是食管神经肌肉功能障碍所致的一种疾病，其主要特征是吞咽时食管下端括约肌不能正常的松弛，以致食物不能顺利地通过该处，滞留于食管内，逐渐引起食管肥厚、扩张以致扭曲等变化。症状有咽下困难，食物反流和下端胸骨后疼痛。目前对其病因尚未探明，除饮食调护外，治疗包括药物、扩张术及外科手术三类。但难以根治。

本病与《金匮》水气病篇"心下坚，大如盘，边如旋杯"之心下水气坚凝证相类似。余50岁时曾罹此病，海上名医有主用左金、胃苓法者，又有主投旋覆代赭汤者，偶尔小可，甚至用到十枣丸，终鲜成果，以屡治不效。考虑到病之源总缘脾胃受损，水饮凝结，似当下而不可下，以坚大而不满痛，是水气虚结，取攻法则益损其不足，而补之又多邪气恋膈，遂用辛开苦降以宣化气机之法，用白术60克，枳实大者五枚切片，水煎服，补正以破坚，行气而开结，大气一转，其气乃散，一补一消，竟得大效，连服7剂，改日服枳术丸二次，每次6克。药后嗳气、泛漾先止，痰涎继消，未逾月，即平安如初，经年未作。

古人所指心下疾，大多系胃脘病。胃上脘包括解剖上的食管、贲门区。脾胃受损，则饮入之滞而不消，痞结为坚，必强其胃气，坚凝可望消解。白术健脾强胃，枳实消痞，散气即所以逐停水，枳实白术汤以汤荡涤之，改汤为丸，以丸消磨之，各具深意。明代王节斋《明医杂著》云："人不惟饮食不节，起居不时，损伤脾胃，胃损则不能纳，脾损则不

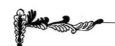

能化，脾胃俱损，纳化皆难。元气斯弱，百邪易侵，而饱闷、痞积、关格、吐逆、腹痛、泄痢等症作矣。"余好杯中物，酒湿本重，既损脾胃，尅伐终非所宜，前医所投，近是而实非。故白术、枳实二味，补消合德，补中有消，消中有补，诚医中之王道。

逐湿运脾治疗脂肪肝

余曾于 1962 年患急性黄疸型肝炎，谷丙转氨酶高达 500 单位，住院期间，除服清热解毒方外，连续用葡萄糖加胰岛素冲击疗法，遂致湿困脾阳，健运失司。症见身面虚浮，胁痛绵绵，痰多白沫，清晨须咯去盈碗后方能纳谷，精神委顿，体重由 65 千克陡增至 82.5 千克。院外会诊拟为："脂肪肝"，疗养数月，竟无寸效，多次复查 BSP 试验，均高出 10%，用护肝保肝，症情有增无减。自忖"见肝之病，知肝传脾，当先实脾"，治肝无功，转以治脾，自疏方逐湿运脾饮，凡一月，浮肿先退，痰沫既消，胃纳大增，脸色红润，复查 BSP 已低于 5%。"逐湿运脾饮"即五苓散加苍术，是仿许叔微《本事方》而制，许氏述其少年时曾患悬饮，备尝温补、逐水之剂不效，自揣脾土恶湿，水留则湿著，用苍术燥脾胜湿，连服三月而愈。从中获得启发，症因土壅侮木起，疏土则木茂矣，一月后改以苍术研末，每次吞服 9 克，体气健复，至今三十余年从未再发。后用此法治脂肪肝多例，亦验。并将单味苍术制成"健脾片"，施于临床治疗脾气卓敦，肝气受制者，功胜保肝护肝之品。实践证明，古人

194

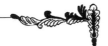

所谓"健脾不如运脾，运脾莫过苍术"，洵不诬也。

人身一小天地，呼吸升降，象法天地。脾胃中土主分清泌浊，饮食入胃，精气输归行春夏之令，滋养五脏；升已而降，行秋冬之令，传化糟粕。譬之天地之气，地气上为云，天气下为雨，二气协和风调雨顺，若仅有地气上升，必令天气窒塞，仅有天气下降，必致地气淖泽，升降失职，乖舛立至。肝与春令生发之气相应，辨虚实发病传变规律，肝木为水土所湮，生机匮乏。苍术入脾胃，善解湿郁，升则健脾，降则和胃，大气一转，云翳蔽日可豁然开朗。来自众多的报道，脂肪肝因肝炎后长期应用高糖、高能量饮食，体重过度增加是一大致病根源，与中医土壅木萎的病机是相符的，逐湿运脾饮、健脾片制方之旨均立足于兹，所以是治疗脂肪肝的有效方药。

遗尿失禁新解

遗尿多见于童稚，失禁多见于老人，以肾司二便，膀胱主约束，故前人谓其与肾与膀胱相关。余则从肝、从肺辨治遗尿、尿失禁患者，取得颇为满意的疗效。

1. 从肝论治

足厥阴肝环阴器，下元之病，亦于肝脉攸关。肝体阴而用阳，以血为体，以气为用，藏血以养其体，疏气以遂其用。若肝失疏泄，初则气滞，久成血瘀，足厥阴肝脉气血失于宣通，气血不养前阴，以致膀胱失约，尿遗不止。余临证习用血府逐瘀汤，寓疏肝理气于行血之中，以顺肝之条达，

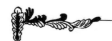

气血畅通，则不治遗尿而尿遗自止，如兼有下元亏损者，常加紫石英、韭菜子；气机下陷者，则加升麻、白茧壳。

淡某，女，17岁。遗尿反复发作11年，口干，经常低热，入夜多梦。巩膜瘀斑累累，脉细弦而小数，舌紫红，苔薄腻，迭进补气益肾之剂无效，实其所实，治当疏肝理气，活血化瘀。药用：生地15克，当归9克，川芎9克，赤芍9克，红花9克，桃仁9克，柴胡6克，桔梗6克，枳壳6克，韭菜子9克，白茧壳9克，升麻6克，生甘草3克。服药1月余，遗尿即止，其他症状次第消失。

2. 从肺论治

肺为相傅之官，治节出焉，统辖一身之气，无经不达，无脏不转，肺又为水之上源，与膀胱通气化，故肺气宣发，气行则水行，津液四布，水道通畅。小溲之通闭，与肺关系至密，若肺气壅滞，气化不及州都，膀胱失约，则遗尿不止，临床习用麻杏石甘汤出入，以清宣肺气，通调水道，下输膀胱，启州都之气化，通上而达下。兼气机膹郁者，加枳壳、桔梗；气虚而滞者，加黄芪、党参、升麻等。

吴某，女，55岁。小便失禁1月，以睡中遗尿为主，轻时每夜1次，重则一夜3次，经常在子丑时刻发作。昼日也常因咳嗽、喷嚏而出现小便自遗，迭服温补固涩之剂效果不显。患者神疲乏力，胸闷胁胀，咳嗽不爽，痰黄且稠，咯吐不畅，舌红苔薄黄，脉细弦。证属肝郁化火，上犯刑肺，肺热不能约束水道所致，治以清肺疏肝。药用生麻黄6克，杏仁10克，生石膏（先煎）30克，生甘草3克，白术10克，白芍10克，防风6克，陈皮6克，升麻3克，葛根6克。服药5剂，遗尿即见好转，持续服药1周，夜间遗尿未发，昼日小便失禁亦消失。

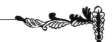

内外同修治癃闭

　　小便闭塞，点滴不出，初病为闭，久则为癃，统而言之曰癃闭。癃闭乃急症之一，其气机闭塞，胀满不食，气逆喘急，若不加控制，则有关格之变，多见于肾功能衰竭、前列腺增生等难治病。余治癃闭，常从气化失司例立法，习用内外同修之法，其效捷便。

　　1. 内治重在畅通气机

　　《素问·灵兰秘典论》谓："三焦者，决渎之官，水道出焉。""膀胱者，州都之官，津液藏焉，气化则能出焉。"膀胱主藏尿，其通利与否必赖以三焦气化，气化一日不畅，水道必然一日不通，临床辨治癃闭虽有病气、病血之分，但总旨不离三焦气化功能失常，内治当以畅通气机为重，常用方法有三：

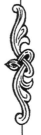

　　（1）提壶揭盖法　滴水之器，上窍开则下窍通，此物化之常，核之医理，其理亦通，治疗尿闭，欲降先升，古人治此多用吐法，余仿其意而变其法，每在辨证基础上加入升麻、桔梗以升提其气，其效亦捷。

　　（2）宣畅肺气法　肺为水之上源，主治节而能制约膀胱，通调水道。故凡因肺失宣肃而下窍之气不化者，当以宣肃肺气为治，每用生紫菀开泄肺郁，宣通窒滞，以解癃闭之苦；若肺气壅塞，胸痞尿闭者，则投以葶苈子直泻肺气，以求"泄可去闭"之效。

　　（3）通阳化气法　治水者，必先治气，若阳气虚弱，则水必不利，惟有通补阳气为治。若肺气虚者，临证习用西洋参煎汤送服琥珀粉治之，每有开上启下之妙；脾气弱者用黄芪补气，苍术运脾，俾水津四布，清升而浊降；肾气亏者则以肉桂益火，或取附桂八味补水中火，阴中求阳；并配以小茴香与泽泻同用，或以沉香与琥珀并施，以补中兼通，使气行则水行。

2. 外治主以通窍开闭

经云：大小不利治其标，大小利治其本。余以为治疗癃闭证，配以外治法，有"急则治其标"之效。外治法每选滑利渗透之药，但必须佐以辛温芳香之品，方可使药性透过皮毛，内达脏腑，使气机通畅，窍开尿通。常用方剂有四：

（1）豆豉 15 克，山栀 9 克，加葱一握，盐斗匙，生姜 2 片，捣烂贴敷关元穴。

（2）田螺 1 只，或以活蝼蛄 2~3 只，加盐一匙，麝香 0.15 克，共捣烂，调敷脐下。

（3）石蒜、蓖麻子等份，捣敷两足底涌泉穴，外用纱布扎定。

（4）生大黄、六月雪各 30 克，加水煎至 150 毫升，待温，点滴保留灌肠。此方用于慢性肾功能衰竭、尿毒症患者。

曾治彭某，男，61 岁，寒热后睾丸胀坠作痛，小便 2 日不通。患者口不作渴，少腹胀满，脉弦细，舌红苔少。乃用豆豉 15 克，黑山栀 9 克为末，加葱、盐捣烂成饼，贴于脐下关元穴，另服滋肾通关丸 12 克，2 小时后小溲即通。

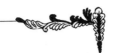

头为天象清则灵　眩晕责之杂和钝

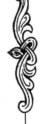

头为天象，诸阳会焉，清则灵，杂则钝。故凡六气外袭，痰浊内停，精血内虚，瘀阻清窍，皆能使清阳不升，眩晕乃作。临证发现大凡眩晕之作，虽病位在头，但病因各异，故须根据病程之久暂，病证之虚实而灵活施治，着重掌握风、痰、虚、瘀四个关键，方能不误。

（1）风　凡风者有内风外风之别，又有虚实之分，而眩晕者多见于肝阳化风。常夹有痰浊上扰，如高血压之眩晕，症见头目眩晕，易怒失眠，面红口苦，脉弦，舌苔厚腻。经曰"诸风掉眩，皆属于肝"，盖肝乃风木之脏，体阴用阳，其性刚，主动主升。若烦劳过度或情志郁勃，久则化火生风，内风上旋，且风火相煽，夹内壅之痰浊上扰巅顶而致眩晕。此类眩晕非一般化痰之法所能奏效，因肝阳有余之证，必以介类以潜之，或以咸降，以清泄阳热，而平上升之肝风。余常用羚羊饮子加紫贝齿、磁石、石决明、天麻等。若外感风邪，上犯巅顶，眩晕而痛，吹风受凉加重，则用川芎茶调散加减，可酌情加入蜈蚣、全蝎、僵蚕以搜风通络。

（2）痰　痰与眩晕，先贤阐述颇丰，故丹溪翁有"无痰不作眩"之说。此类眩晕临床颇为常见，如美尼尔氏综合征多属此类。症见眩晕如坐舟车、胸脘痞闷、耳鸣、恶心呕吐、脉滑苔腻。究其病机，有痰热中阻或水饮痰浊上泛之别。余以为前者宜用辛开苦降，药用黄连温胆或清震汤加减，后者可用泽泻汤加味以利水化饮，临床有较多验案可证。

（3）虚 因虚而眩，有阴虚阳虚之不同，复有气虚血亏之区别，故治虚眩，有育阴潜阳、养血柔肝、益气升阳之不同，育阴潜阳法适用于老年阴亏或素体肝肾不足，阴亏于下而致虚阳上扰。眩晕欲仆，头重脚轻，耳聋失眠，腰膝酸软，脉细弦，舌红苔薄等症。因肾水不足，肝阴亦亏，木失涵养而阳浮于上，龙雷之火上升。临床余常喜用龟板、鳖甲以填补真阴，龙骨、牡蛎以平潜肝阳。配杞菊地黄汤疗效更佳。

养血柔肝法适用于肝失所养，眩晕时作，面色萎黄，口唇爪甲少华，肢体颤抖，脉细舌淡等证。因肝藏血，赖肾水以滋之，血液以濡之，故肝之用全赖血。若失血过多，血不养肝，则头目眩晕，肢体颤抖，也属"血虚生风"范畴。然血虚则生风，非真风也，类似风动，故曰内虚暗风，此决非单纯潜镇所能奏效，肝为刚脏，非柔不克，必以补之、柔之。药用生地、当归、白芍、首乌、杞子、杭菊、黑芝麻等。

益气升阳法适用于中气不足，中州失于斡旋，谷气不得升浮，症见眩晕绵绵、遇劳更甚、少气懒言、脉细、舌淡之证。盖脾胃同居中州，为一身气机之枢纽，敷布精微于全身，脾升则健，胃降则和，若脾胃功能失常，水谷精微无以化纳，气血生化乏源，升降之机紊乱，清阳之气不能上升，则为眩晕。故余治此证，多从脾胃入手，以益气升阳为法，李东垣之益气聪明汤可谓合拍，药用黄芪、党参、升麻、葛根、蔓荆子、白芍等，或用补中益气汤加减，其中升麻一味，轻清上逸，夹黄芪之补，引脾胃之气上腾，复其本位，便能升浮以行生长之令，屡用屡验。

（4）瘀 瘀与眩晕，前贤较少论及，余潜心活血化瘀临床实践，颇有所得。"人之一身不离乎气血，凡病经多日疗

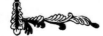

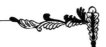

之不痊，须当为之调血"，眩晕亦然。何况头为天象清则灵，容不得半点杂和瘀。若因外邪入踞脑户，阳气被遏，气血运行受阻，瘀血交滞不解，则眩晕缠绵难愈；若因跌仆外伤，瘀血停留，阻滞经脉，清窍失养，其瘀之端倪更显。故用通窍活血一法，治眩颇佳，常以王清任通窍活血汤重用川芎，加通天草、水蛭等以加强破血之力。

肝厥治疗心法

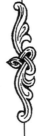

　　肝厥，《素问·厥论》谓之"厥阴之厥"，至《儒门事亲》则专列条目。其症状为头沉沉然，目眈眈然，唇漯漯然，口不能言，身不能惮，明显带有七情所伤的特点。例如周某，女，46 岁。患者 1976 年作乳房癌手术，1977 年又行双侧卵巢摘除，1978 年再作甲状腺瘤切除手术。术后五六日，无明显诱因，突然呛咳，憋气窒息，声如鸡鸣，神情紧张，恐惧欲死，取水饮之而渐缓，此后不定期发作，每发作则饮水自救，或按合谷，亦能暂缓其苦，日久已致声哑发音，历时达四年，百治不效，邀余会诊，得脉细舌红，系术后气血瘀结，阴阳乖违使然，遂用四逆散、四物汤加丹参、香附、郁金、桔梗、牛膝、水红花子。仅 7 剂，憋气已舒，发音清朗，一反潇肃之象。后给予衡法调治，一月后竟得痊愈。又一例赵某，女，40 岁。阵发性昏厥频作六载，发作时精神恍惚无主，有濒死之感，血压骤升，曾经当地多家医院会诊，不明其所以，遍用镇静药及中药补益之品，无效。于 1988 年 10 月 6 日请余会诊，症见眶周色素沉着，口唇青紫，脉细涩，舌紫苔薄，与王清任的所云脑气不接者吻合，取血府逐瘀汤去牛膝，加失笑散、郁金。14帖药后，厥未再作。原方加葛根、紫贝齿调治，6年之宿疾得愈。肝厥一证以肝风痰火及龙雷上冲为本，或夹胆怯心虚，或兼营卫乖乱，发则卒不知人，辨证不难而治之匪易。龙雷起于海底泽中，其不潜不镇者，气血逆乱则翻江倒海，血之与气，并走于上，厥骤然莫制，宗"调其血气，令其条达而致和平"，则气血并而不悖矣。临床常用血府逐瘀汤加磁朱丸、生铁落以疗精神、神经系统疾病，颇能应手取效，故传为心法。

中医药抢救异型输血

异型输血引起之溶血反应，出现急性肾功能衰竭、心肝功能损害、肺部感染，可用"急瘀症"命名之，其瘀有别于"久病多瘀"。在短时间内气血凝结，症势凶险，现代医学多以抗休克、利尿、抗感染、防止出血等综合抢救措施，但尚无一种有效的针对性药物，也很少考虑中医中药的参与。故尔对中医来说，是一个新课题。

王某，女，28岁，第一胎因妊娠中毒症行剖腹产，术中出血较多而误输异型血200毫升，3小时后多汗少尿，恶心呕吐，高热39℃，烦躁不安，心率106次/分钟，血压170/110毫米汞柱。实验室检查：血常规：红血球2.4×10^{12}/升，血色素72克/升，白血球14.9×10^{9}/升，中性0.81，淋巴0.19，钾3.43毫摩尔/升，钠132毫摩尔/升，氯96毫摩尔/升，非蛋白氮60.7毫摩尔/升，二氧化碳结合力54.5，血游离血红

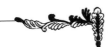

蛋白 107 毫克 / 升，尿镜检：蛋白少许，红细胞（＋＋），白细胞（＋），比重 1.015。肝功：谷丙转氨酶 165 单位，麝香草酚浊度试验（＋），麝香草酚絮状试验（－），脑磷脂絮状试验（－），蛋白倒置。邀余会诊，脉弦数，舌红苔薄，拟为产后百脉空虚，异型之血入客，凝结为瘀，瘀热燥灼营阴，呈正虚邪实之候，亟予清营化瘀，理气利尿，扶正达邪。处以生脉散，洋参为君，加大剂量丹参、丹皮、紫草、桃仁、山楂化瘀解凝，辅以紫雪丹、连翘、山栀泄热润燥，琥珀、沉香利尿。二剂凶势已趋平稳，改紫雪丹为广犀角，五帖热退身和，唯现气阴两虚本象，转益气养阴收功。

由此可见，活血化瘀是适合异型输血后病理变化的一种治疗方法。因不同血型的血液混合时，凝集原与相对的凝集素互相作用，造成红细胞互相凝集和大量破坏，血红蛋白从红细胞逸出，游离在血浆中，引致广泛性毛细血管渗血，使血液内固有之凝血物质大量消耗，血小板、纤维蛋白原及凝血酶原等降低而产生溶血。实验室所见，血液具浓、粘、聚的瘀血特征。活血化瘀疗法对异型输血抢救成功，为解决诸如急性弥漫性血管内凝血（DIC）、充血性心力衰竭、急性哮喘症状持续不止、中毒性肺炎及脑炎等"急瘀症"提供了线索，为中医内科急症抢救开创了活血化瘀治疗的新途径。

肺心脑病从痰瘀论治

肺源性心脏病、肺心脑病，一般多责肺肾之虚、痰涎之盛，或兼郁热，或由水泛，而少有从瘀论治者。余以为慢性

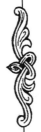

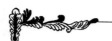

肺源性心脏病除具有咳喘、咯痰等痰浊蕴肺症状外，往往伴有不同程度的面色晦滞，甚至黧黑，唇甲紫绀，颈脉怒张，肝大压痛，舌质淡紫或黯红，或瘀斑，舌下静脉青紫、粗大屈曲，脉象迟、涩、促、数等瘀血指征。肺心脑病乃肺源性心脏病之危象，病及肺、心、脑等重要脏器，肺主气而心主血，脑为元神之府，至高至上，乃清灵之地，纯则灵而杂者钝。若气滞使津成痰，血凝致瘀，痰瘀交阻于肺，蒙蔽于心，交杂于肺，以使肺失宣肃而喘促，神明失主而妄言，脑府失灵而昏迷，种种危象，总因痰瘀，治疗亟当逐瘀、涤痰，以合"必伏其所主，而先其所因"之旨，临床每取抵当汤合葶苈大枣泻肺汤同用，或加水蛭、苏木以活血；海浮石、半夏以祛痰；石菖蒲、远志以宣窍醒神，则疗效更捷。

张某，男，60岁，慢支、肺气肿病史十余年，每因气候交变时发作。近2周因受凉而病情加剧，咳喘，胸闷，夜间不能平卧，下肢浮肿，于1994年3月17日入院。患者呼吸喘急，口唇紫绀，神志尚清，精神萎软，至傍晚则出现嗜睡，呼之尚能睁眼，小便失禁，颈静脉怒张，球结膜水肿，两下肺闻及干湿啰音。血检：WBC7.8×10^9 / L，中性0.8，血气分析：pH7.296，$PCO_2$79.5，$PO_2$30，$SO_2$48%。诊断为肺性脑病，属中医"肺胀"危候。急予吸氧，呼吸兴奋剂可拉明、洛贝林、抗生素青霉素、氟嗪酸、氧哌嗪青霉素、先锋铋，解痉剂喘定，利尿剂双氢克尿噻、安体舒通及补液支持，纠正电解质，中药小青龙汤加味等中西医抢救，但症情未能好转。至3月26日，患者神志昏糊，烦躁不安，语无伦次，颜面浮肿，球结膜水肿，舌质红绛无苔，脉细滑。证属痰瘀交阻，蒙蔽心脑，肺失清肃，宣降无权，郁久化热，暗耗阴液，急当下瘀泄热，宣窍豁痰。方用抵当汤合葶苈大

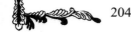

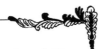

枣泻肺汤加减：水蛭 3 克，大黄 9 克，葶苈子 30 克，大枣 7 枚，半夏 30 克，菖蒲 30 克，海浮石 30 克，苏木 4.5 克，降香 2.4 克，枳实 9 克，2 帖。进服一剂，当天大便畅解，量多，至次日神志清醒，应对清晰，精神略振，咳喘稍平，口干欲饮，纳食思进，小溲畅利，颜面浮肿稍减，球结膜水肿消退。方药颇合病机，病势已衰，乃改以小其制而进，前方减葶苈子为 15 克，大黄为 6 克，再进 3 剂，诸证悉平。复查血气分析：pH7.344，PCO$_2$55.9，PO$_2$97，SO$_2$96.9%。乃改以健脾宣肺、养阴化痰之剂善后，病情日见好转，于 4 月 19 日出院。

帕金森氏病育阴填精有效

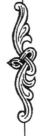

　　帕金森氏病现代医学将其归为原因不明性脑病，临床主要特征为进行性运动迟缓、肌强直和震颤。此病治疗颇为棘手，余曾与上海长海医院神经专科合作攻关，发现滋阴填精药物能缓解症状，有的经治病例，远较平肝息风，活血通络或镇潜定痉为优。如陈某，男，56 岁，有高血压病史二十余年，二年前起右上肢发抖，一年后右足步履无力，言语不清，血压 170 / 120 毫米汞柱，外院诊断为帕金森氏病。近以发抖加剧来门诊，观其右上肢振颤，伴有紧掣，不良于行，甚则萎而不举，语謇不楚，目瞀，脉细数，舌红苔薄，肥人多痰与肝家瘀热胶着，筋失所养，先予清宣瘀热法合柔肝养筋。药如当归、白芍、木瓜、蚕砂、千年健、伸筋草、牛膝、红花、丹参、络石藤、豨莶草、白术、地龙、灵

磁石、煅龙牡。药后震颤小止，语謇亦楚，唯头昏，举步无力，神萎，更与当归、白芍、木瓜、虎杖、红花、黄芪、白术、丹参、千年健、熟地、龟板、健步虎潜丸，加强养阴填精力度，调治一月，病呈小康之局。

　　盖以肝主筋，肝血不足则筋失柔润，遂有"痉"症。肝为风木之脏，以血为体，以气为用，体阴而用阳，体柔而性刚，主升主动，且为少阳相火寄居之地，肝脏之所以能宁谧不妄，全赖肾水以涵之、血液以濡之、肺金清肃下降之令以平之、中宫敦阜之土气以育之，则刚劲之质得柔和之用，遂条达畅茂之性。若因精血衰耗，水不涵木，木少滋荣，肝阳偏亢，必致虚风潜起。由此而知，本病病机为肝阴不足，阳扰风旋，肾精不充，筋脉失于濡养所致。肝为刚脏，非柔润不能调和，治当息风和阳，然必用柔缓。柔缓之治，不外育阴填精，反对使用驱风通络。虚风由脏阴内耗所起，故而择用之品，多取酸甘之类，酸能柔筋，甘能缓急，肾水不充者借之厚味填补，阳亢风动者佐以介类潜藏。上例即取此意，滋水涵木，濡血柔肝，佐金制木，培土养肝，更加活血化瘀，共奏"滋其化源"之谐音。临床治疗一月而达小可之境，绝非幸中。

痛经不孕取乎解郁与暖宫

　　女子以血为本，血液枯耗，固能导致冲脉失盈，任脉失养，影响摄精受孕，而血行瘀滞，尤能滞涩气机，阻塞胞脉，致使难以受精成胎。凡治不孕，必先调经，而不孕兼有

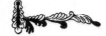

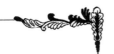

经前腹痛者，则首当辨治痛经。

痛经病因多异，一般而言，刺痛为瘀，绞痛为寒，疼痛绵绵属虚，腹痛灼灼属热，痛而兼坠为气虚，时痛时止为气滞。余则以为痛经以血为病，主张"血病以行气为先"，"血病以热药为佐"，执简驭繁，可将痛经不孕分为气滞血瘀、寒浊凝滞二型辨治，收效显著。

1. 气滞血瘀，治宜解郁化瘀

女子以肝为先天，易于怫郁，郁则气滞，血亦凝泣，继而波及五脏六腑之气血，造成寒热虚实的不同病理。经行腹痛虽表现不一，但其大旨总不出乎肝郁气滞，甚则气滞而血瘀，其表现多见经前或经期小腹坠胀作痛，拒按，经量少而不畅，色紫夹有血块，血块排出后痛势顿减，或有胸胁胀痛，舌质紫暗，或有瘀点，脉沉弦，或沉涩。治疗宜用解郁化瘀法，临证习用血府逐瘀汤出入，以理气解郁，活血止痛；若肝郁甚者，每配合以逍遥丸；血瘀明显者，则加泽兰、益母草之属，常可获得肝疏心恬，自然欢合之效。

2. 寒浊凝滞，主以温暖胞宫

女子临经之际涉雨受凉，或贪饮凉物，最易导致寒浊着入胞宫，经水之道随之闭塞不通，症见经前或经行时小腹拧痛抽痛，喜暖恶凉，按之痛甚，经量少，色黯红，或紫有块，四肢不温，胁肋掣痛，舌质紫，苔白润或腻，脉沉紧。治此须用辛温之品，以祛寒化浊，温暖胞宫，俾胞宫寒浊得以温化，经水得以通畅。临床常用少腹逐瘀汤、化瘀赞育汤（血府逐瘀汤加紫石英、蛇床子等）化裁，祛寒暖宫，促其受孕。

例如：刘某，女，30岁，患者早婚，婚后即患痛经，周期紊乱，经来色紫，有血块，婚后5年未育。经检查男女双

方均无器质病变，患者脸色苍黑有瘀斑，性情乖违，手心灼热，胸胁刺痛，口干失眠，舌紫苔薄，脉沉弦。证属肝郁血瘀，寒凝胞宫。治以日服一剂血府逐瘀汤，月经来前连服五剂少腹逐瘀汤。治疗3月后，月经周期正常，腹痛消失。遂停服血府逐瘀汤，改用每月经前服少腹逐瘀汤五剂，半年后即孕，顺产一男婴。

脏躁辨治当分虚实

"脏躁"属情志之病，多见于女性。历代医者皆从养心安神，健脾益气入手，不可不谓偏颇单一。临证所见，脏躁一证，大多病程日久，缠绵难愈，脏阴不足，干燥躁动，必致肝郁气滞，心火偏亢，气滞则血瘀，火盛则灼津，病情复杂，变生多端，故谓脏躁辨治，当分虚实。大凡情绪不宁，胸胁胀痛，烦闷急躁，易怒善哭，失眠多梦，脉实形盛者，此乃实证。缘于情志不舒，肝郁气滞所致，治当以疏肝理气，活血化瘀，所谓"木郁者达之""血瘀者逐之"，投血府逐瘀汤多能奏绩。若见面部色素沉着，肌肤甲错，形体消瘦，或经行腹痛，月经血块，舌质紫黯，脉细涩者，加服水蛭粉1.5克，或入益母草、泽兰叶各9克；若郁郁寡欢，佐菖蒲、郁金之属；若烦躁不安，气郁化火者，佐山栀、丹皮，或入黄芩、龙胆草之泄肝泻火，也可用龙牡镇潜。如治杨某，每次行经前即有精神忧郁，情志烦乱，哭笑无常，少寐多梦，手心烦热，眶周发黑，巩膜瘀丝累累，舌红苔薄，脉细弦。该患者肝郁气滞，郁火上扰，瘀血内停，脏阴不足

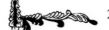

之象已谛。故治拟疏肝逐瘀之法，稍佐养阴之品，用血府逐瘀汤加淮小麦、甘草，按法调治，诸症顿失。翌年因报考大学，思虑繁重，旧疾又作，复予前法，效如桴鼓。至于虚证，多因病久精血暗耗，心失所养，心神不宁所致。当以养心宁神，前贤多有阐述，甘麦大枣汤、百合地黄汤及归脾汤，皆有效验，可随证施用。

小儿夜啼多因客忤起

　　世传小儿无七情之变，未尽然也。传统辨证责之心肝有热，投以导赤散或泻青丸，亦有寒盛腹痛而致者，投温寒止痛之理中、良附辈，然则往往不能取效。考《医林改错》中有关小儿夜啼项下，有四则可参。一则夜睡梦多是血瘀，此方一二付全愈，外无良方；二则夜不能睡用安神养血治之不效者，此方若神；三则何得白日不啼，夜啼者，血瘀也，此方一二服痊愈；四则夜不安者将卧则起，坐未稳又欲睡，一夜无宁刻，重者满床乱滚，此血府有瘀，此方服十余付可除根。

　　夫小儿入夜惊啼，证除此而外，或有发热，或有汗濡衣，或无汗身熯，面青若紫，手足蠕动，是白天见非常之物，听非常之响，或失足落空，跌扑闪挫，归纳之为客忤所起。大凡睡卧不宁者，魂不安之故。魂为阳，夜则魂藏而不用。魂不能藏，所以不宁；寤必恍惚，魄亦不安。魄为阴，寤则阴气不足故。古人之谓邪气乘于心，惊气袭于肝，神气怯弱者，尤能乖乱气血。稽血府逐瘀汤，以川芎、赤芍、桃

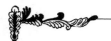

仁、红花为化瘀之核心；柴胡疏畅肝气，为化瘀之辅；当归、生地养血活血，可矫化瘀之偏；另以桔梗引上，枳壳调中，牛膝导下，使药力遍达三焦；殿以甘草和胃协理其间，化瘀以解惊气之结，活血以畅气机之聚，<u>丝丝入扣</u>，故常在一二服即能取胜。

现代医学认为第一信号指具体的光、声、嗅、味、触，直接作用于眼、耳、鼻、舌、身等感受装置，如超越常度的刺激则能引起大脑皮层功能之紊乱。西医多采取安慰剂治疗，但疗效平平。恒以血府逐瘀汤平衡气血，调整阴阳，协调五脏不和之象，对神经、精神科疾患，投之皆有效验。其对小儿夜啼之所以有效，亦缘于此。历年以此法治愈小儿夜啼症甚众，收效亦捷，有药到病除之趣。

标本同治斑秃愈

斑秃，中医名为"油风"。油者，毛发脱落部皮色光亮如涂油然；风乃点明病因病机，毛孔开张，邪风乘机袭入，以致风盛血燥，不能荣养毛发，或干焦成片，或纷纷脱落，或痒如虫行。

本病起病突然，合"风者善行而数变"的特点，皮肤油光，发脱成片，甚至累及眉、须、腋毛，风淫有肃杀之气，如秋冬树叶之凋零；肤痒如虫蠕蠕然，血虚风动之象。凡痒处多有即将暴落之势，一如枯叶风吹瑟瑟飘落。究其病根，属血虚腠理失密，风邪客乘，加之心肾不交，肝失调达，即所谓精神过度紧张或受刺激者，风气莫制，血少滋荣，发失

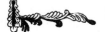

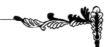

所养，在短时间内形成斑驳光秃，自与其他脱发病机不同，俗称"鬼剃头"。只因莫名其故，使治疗上产生了难度。临床习用滋育肝肾、养血祛风之法。内眼神应养真丹（《外科正宗》方），以熟地、当归、川芎、白芍养血和营，以"发为血之余"，血足自能生发护发；菟丝子补肾益精，以"肾之华在发"，精充则生发有源；佐以羌活、木瓜、天麻祛风止痒，诸药协和，共奏谐音。此方尤重用天麻，天麻旧有赤箭之称，无风而独摇，有风能定风，得金气最足，风盛者可抑，风弱者可益，得刚柔造化之性，现代药理证实有促进毛发生长的作用。

辅以外洗"香艾汤"其效益显，方曰：川藁本9克，白芷9克，艾叶9克，藿香9克，荆芥9克，甘松9克，防风9克，川芎9克。水300毫升，煎煮20分钟，淋洗之，日二行，每剂可用二天。实验揭示本方具有抗菌、抗过敏及类激素样作用。以内治其本，外洗理标的方法治疗斑秃22例，全秃1例，均收到满意效果。

医 之 医

解放前，医生私人开业，各自为政，中青年医生阅历不多，在业务上求一咨询之门实不可少。海上有著名的"医之医"两人，皆知识渊博，经验丰富，能为后学析疑解难，深为医林称颂。一为程门雪医师，一为盛心如医师，两公业务不繁，但医者登门求教者则络绎不绝。余亦深受其益，虽时过境迁已四十余载，记忆犹新，感德不忘。

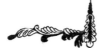

忆悬壶之初，有吴某者，以大咯血住某医院，多日未效，延余作亲友随访（解放前医院内无中医地位）。患者咯血，盈盆盈碗，呻吟烦躁，脉数，舌苔黄，热象显著，乃投犀角地黄汤加味，两易其方皆未见效。而乌犀尖价昂，颇感惶然，遂趋谒盛老，嘱于原方加大黄再进，药后血止神安，令人心折。又治一久热不退之患者，汗后遍投攻腑、化浊、育阴等法都不为功，请益盛老，嘱以小柴胡汤加甜茶叶、马鞭草，两剂热退。后将此法用于多例不明原因之发热，皆有效验。一叶之师，终身难忘。余经"医之医"教导而得益者，尚有石楠叶之治头痛；天竺子、腊梅花、凤凰衣之治小儿百日咳；白茅花蒸豆腐之治大咯血，以及苍白术广泛运用于内科杂病；附子的振衰救绝等，沿用至今而不废。数十年来余承先贤之遗风，乐于课徒，循循善诱，以报吾师。缅怀之余，愿我同道发扬尊师爱徒好作风，齐为提高中医素质作出应有的努力。

"风"药新用

鉴于祛风解表药在治疗荨麻疹等过敏性皮炎中的疗效，触类旁通，我曾以之治疗各种原因引起之蛋白尿，亦独殊效。王姓男病员，14岁，1986年胸膜炎后发现蛋白尿，经治未愈，我投以荆芥、防风、蝉衣、苏叶，加米仁根、益母草、黄芪之属，经服药二周，蛋白尿由（＋＋＋）减为少许；再服二周，尿蛋白转阴，即以运脾药善后，病经三载，一方而定。近更延伸应用范围于新陈代谢疾病的痛风症，结缔组

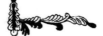

织疾病的类风湿性关节炎亦有弋获。个中情趣，颇堪回味，如治嗜酸性粒细胞增多症一例，曾用西药治疗无效，血象检查：白细胞 44500 / 立方毫米，中性 13%，嗜酸性 77%，淋巴 8%，单核 2%，嗜酸性粒细胞直接计数 2200 / 立方毫米，骨髓穿刺提示嗜酸性粒细胞增多症。病者头痛如刺，按"头为诸阳之会，唯风可到"，例用风药倍量川芎，加川乌、石楠叶、虎杖等，一剂症减，再剂全已，原方服月余，复查血象，骨髓象完全正常。风为百病之长，善行而数变，风症之范围至广，故风药新用，颇堪探讨。

引经药之奥旨

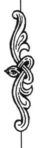

史载之传载，"蔡元长苦大肠秘，医不能通，堪诊脉已曰：请求二十钱。元长曰：何为？曰：欲市紫菀耳。末紫菀以进，须臾遂通。"殆以大肠赖肺之传送，肺气浊则壅，紫菀清肺气，此所以通也。张元素称：升麻"若补其脾胃，非此为引用不补"，一药之妙，可引达病巢，愈于一旦，实质即君、臣、佐、使的组织基础，"引"即为"使"，历代医家咸重视之。余临床仿载之之义，治老年便秘，使以紫菀，确可使二便通利，延伸其义以治头面浮肿亦佳，乃取头为诸阳之会，唯风可到，紫菀宣肺散风，宜其速效。余治急慢性肾炎，亦使之。因肺为水之上源，肾为水之下源，治肾病之浮肿，益之多验。治各种皮肤病，按"肺主皮毛"之旨，重其剂皆获近效。益治牙痛患者，前医投清胃泻火或育阴泄热不应，余喜加牛膝与青盐为使，一则引药入肾，一则使上浮之

火趋下，事半功倍。

又治失眠不效者，辄加黄连为使，以其味苦入心，确有画龙点睛之趣。幼年侍诊于家严时，案语方药，皆具规范，处方之末尾一行，必殿以药引一味或双味，如习以鲜姜皮发汗；荷叶清暑升阳；荷梗通气宽中；梨皮清热止咳；煨姜暖中止痛；还有灶心土煎汤代水，厚土止呕等，承上启下，导龙入海，在整个治疗之法则中，引用得当，确属不可或缺之笔。惜乎近世颇少及此，姑不究书写格式，处方时信手拈来，忽略中医特色，影响疗效。

常用"药对"举隅

相传上古有两部《药对》，一部出自桐君（见《七录》），另一部为雷公所作（见《旧唐书》）。陶弘景在药总诀序中说："雷公桐君更增演本草，二家药对，广其主治，繁其类族。"先圣已经认识到，药物若孤立地看待，仅具有单纯的一般属性，可是当它们形成一定的组合时，其整体则由于药物与药物之间相对稳定的联系，而产生新的复杂的意义。

药物组对的产生，乃导源于八卦，爻爻相叠，演化以广其用，表达了朴素的整体结构和动态平衡观念。归纳起来，配伍及其效应有三大特点：相须协同、相辅佐助、相反相成。

相须协同类：瘀血在心，菖蒲－郁金；在肝，癥用三棱－阿魏、瘕用水红花子－炮山甲；在肾，泽兰－益母草；在肺，苏木－降香；在脾，五灵脂－香附。当归－侧柏叶，

治疗血虚脱发；乌不宿－地锦草，治消渴；鲜藕－红枣，治血崩；三七－蒲黄，能治膜样痛经，使瘀块及内膜化屑排出；牛角鰓－棕榈皮，治功能性子宫出血；骨碎补－石菖蒲，治链霉素中毒性耳聋。全蝎－蜈蚣，止偏头痛及血管神经性头痛；黄药子－刘寄奴，治疗各种囊肿；土茯苓－百药煎，改善组织变性。

相辅佐助类：水蛭－通天草，治老年性痴呆；水红花子－泽兰，治疗结节性脉管炎；当归－细辛，治大动脉炎；黄芪－升麻，治低血压病；莪术－苡仁，治疗子宫颈癌；生山楂－泽泻，降脂；威灵仙－白茄根，治跟骨刺；海藻－莪术，治高血压、动脉硬化；佛耳草－款冬花，治一切咳嗽、昼夜无休；南烛子－腊梅花，疗百日咳；鬼箭羽－露蜂房，治类风湿性关节炎、关节变形；海桐皮－海风藤治风湿性关节炎；牛膝－乳香，排尿路结石；鸡血藤－升麻，治放射性白细胞减少症；马鞭草－甜茶叶，疗不明原因之发热；广犀角－泽兰叶，治重症肝炎、转氨酶指标居高不下；仙人对坐草－老勿大，帮助乙肝澳抗阳转阴；丹皮－泽泻，治眼前房积水；米仁根－乌敛梅，治慢性肾炎蛋白尿；六月雪－鹿衔草，治慢性肾衰高氮质血症；生麦芽－檀香，运脾和胃助消化；小茴香－泽泻，利气泄浊治尿闭；半夏－夏枯草，治失眠；琥珀－沉香，开癃闭。

相反相成类：黄连－川朴，治慢性胃炎（寒热合用）；降香－葛根，治疗冠心病心肌缺血（升降同用）；附子－磁石，治疗顽固性高血压（动静结合）；干姜－五味子，治过敏性哮喘（敛散并用）；紫河车－连翘心，治疗再生障碍性贫血（补泻并进）；细辛－熟地，治疗慢性肾炎水肿（刚柔并施）；苍术－黑芝麻，治疗雀盲（润燥并用）；生半夏（先

煎二小时）－生姜，治疗尿毒症、饮食即吐（相畏相杀）；
乌附－半夏，治疗哮喘持续发作（相反相恶）。

余用药对并不止限于二味，如习惯用麻杏石甘葶，即有
五味药物（麻杏石甘汤加葶苈子）组成，用治咳逆上气，常能
一剂而安；又如治疗男子不育、女子不孕，喜于活血化瘀方中
加紫石英、蛇床子、韭菜子；治冠心病心绞痛用人参、琥珀、
三七为末吞；薄荷、丹皮、山栀，取"火郁者发之、木郁者达
之"之旨，调治更年期抑郁症；龙葵、蜀羊泉、蛇莓替代免疫
抑制剂；附子、干姜、大黄泄浊，以助肌酐的清除等。

按照旧说中的相畏、相杀是指一种药物抑制另一种药物
的毒副作用，是应用毒性药物时的一类配伍。而相反、相恶
原属配伍禁忌，李时珍说："相反两不相合也"，"相恶者，
夺我之能也"。相反会产生不良反应或使毒性加剧，相恶会
使药效下降或消失。余以为这些结论还当重新评价，如临证
常以人参配五灵脂、丁香配郁金、甘遂配甘草，治疗某些重
症、顽症，"相反适相成，相恶以相激"，变法之用正取其慓
悍之性。可见"相须、相使同用者如王道，相畏、相杀同用
者犹法道，相恶、相反同用者乃霸道。有衡有权，全在善用
者之悟性与胆识耳。"

附子为通十二经纯阳要药

附子辛热，有大毒，其性走而不守，功能助阳补火，散
寒除湿。附子为百药之长，功兼通补，温补阳气，有利于气
血复原，散寒通阳，可促使气血畅通，对经治不愈的难治

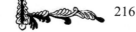

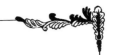

病，余每在辨证基础上辄加附子而获效。

一、配麻黄　温肺化饮治肺胀

附子味辛，辛入肺经，故能温肺散寒，助阳固表，与麻黄配伍，宣补并用，攻补兼施，则善治肺胀咳喘。肺胀一证，饮邪充斥，淹蔽阳气，以致阳不外卫，无能御邪，稍一冒寒触风，即可引动伏饮，夹感而发，证属本虚标实，此非一般宣肺化痰药所能胜任，三拗汤、华盖散、小青龙汤等之麻黄功在宣散，温阳之力多嫌不足，惟有加入附子一味，温扶阳气，庶可克敌，临床凡见咳喘频发，咯痰清稀，背俞寒冷，舌苔白腻等阳虚阴凝证者，取小青龙汤加附子投之，每能奏效。

高某，男，52岁，素有咳喘，近因感寒复发，咳喘不能平卧，痰多白沫，形寒背冷，脉细缓，舌红苔薄白。痰饮凝滞，脾肾阳亏，治以温阳化饮。药用：淡附块6克，炙麻黄6克，桂枝4.5克，细辛4.5克，干姜2.4克，白芍9克，半夏9克，五味子9克，茯苓6克，甘草3克。服药1周，咳喘略平，喉间痰声已无曳锯之象，原方加麻黄、附子用量至9克，再服7剂，诸症均瘥，续以调理之品善后。

二、配生脉　养心温阳治胸痹

附子主入手少阴心经，功能大补心阳，其性走而不守，善于祛除寒邪，疏通血气，用治胸痹有一举三得之妙。心居阳位，为清旷之区，凡心阳不足，阳气失于斡旋，寒邪乘虚而入，两寒相得，凝滞气血，痹阻心脉，不通则痛，则胸痹心痛。症见脉细而微，舌胖而淡属阳微阴弦者，当取附子汤温阳散寒；若见脉虚而数，舌红质干属气阴两亏者，则宜附

子合生脉散同用，用附子振阳，生脉养阴，共成复脉之师。

彭某，男，63岁，患高血压、冠心病多年，近日胸闷气促，两下肢凹陷性浮肿，脉搏缓慢，心率50次/分，患者口唇紫绀，头晕胸痞，动则气促，下肢浮肿，舌紫质干，有裂纹，脉迟细。气阴两虚，血瘀水停之证，治宜攻补兼施。药用：淡附片6克，北沙参9克，麦冬9克，五味子6克，枳壳9克，桔梗6克，丹参15克，葛根9克，决明子15克，泽兰9克，益母草30克。服药10天，胸闷见缓，心率升至65次/分，下肢浮肿见退，再服半月，诸症悉平。

三、配茵陈　暖脾化湿退阴黄

附子性大热，不仅祛寒，尚能燥湿，故张元素谓："附子温暖脾胃，除脾湿。"与退黄专药茵陈相使而用，温阳化湿，专治阴黄。黄疸发病，当以湿邪为要，所谓"黄家所得，从湿得之"，湿性黏滞，缠绵难祛，最易遏气损阳，故而黄疸日久不退，必然损伤阳气，加重水湿的停滞，遂成阴黄变证，症见肤色如烟熏，舌润脉沉，治此当在茵陈剂中，佐以少量附子，振奋脾阳，以求"离照当空，阴霾自散"之效。

李某，女，45岁，患胆囊结石多年，近期频发，以致肤色灰黄不华，巩膜黄染，上腹胀满，右胁作痛，呕吐不食，小便短赤，大便秘结，舌红苔灰黄腻，脉沉细。湿困肌肤，脾阳受损，治宜温阳化浊。药用淡附片6克，茵陈30克，山栀9克，大黄（后下）9克，柴胡9克，青皮6克，广木香6克，姜半夏10克，焦楂曲（各）10克，金钱草30克，车前草30克。服药1周，黄疸渐退，呕吐亦平，胁痛腹胀见减，原方继续治疗10天，黄疸全消，其他诸症次第消失。

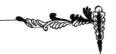

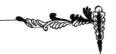

四、配石韦　温肾通淋疗尿石

附子气雄，擅补肾阳，温膀胱之气，与石韦等清利通淋之剂同用，则有温阳行气，通淋排石之力。石淋一证，肾虚气化失利为本，湿热蕴结下焦为标，肾主水，司二便，肾阳旺盛，气化有权，生化有序，湿热无以蕴结，结石无法形成，若肾阳衰弱，气化乏力，清浊泌别失司，湿浊无法下注而沉积为石，治疗若拘泥清热通淋，不但结石难以攻下，且久服攻利，反有耗气损阳之弊，而施以温肾通阳之附子，以补代通，阳气充盈，气化则能出焉。

胡某，男，46岁，右肾盂结石，腰酸伴尿频尿急，患者面浮色苍，畏寒低热，腰间酸楚，少腹拘急，舌淡苔白，脉细无力，肾虚湿热凝结，治以温肾通淋。药用：熟附子9克，巴戟天9克，鹿角9克，仙灵脾30克，黄柏9克，知母9克，石韦9克，牛膝9克，金钱草30克，石打穿30克，甘草梢3克。服药3天，腰痛加剧，随之结石从小便中排出，诸证亦见消失。

五、配大黄　温阳泄浊治关格

附子与大黄相配，乃取《金匮要略》大黄附子汤之意，主治寒积实证，多用于慢性肾炎尿毒症期、脾肾阳亏、寒湿内生、浊邪弥漫三焦。小便不通者曰关，呕吐不止者曰格。大黄为降浊要药，有祛浊通腑之力，惟其性寒凉，久服必伐肾阳，附子辛热，功能温散寒浊而开闭结，并能制大黄寒性而存其走泄之性，二味同用，共成温散寒浊，苦辛通降之剂，而奏通关除格之功。

邵某，男，56岁。慢性肾炎20余年，颜面及两下肢

浮肿，小便短少，口出秽气，泛恶呕吐，胸次痞满。血压180/120毫米汞柱（24/16千帕），肾功：尿素氮91毫克/升，血肌酐4.4毫克/升，舌红苔垢，脉细。水浊交混，气化失司。治以温阳化浊，药用：熟附子9克，生大黄9克，麦冬10克，葶苈子30克，生蒲黄10克，水蛭3克，珍珠母30克，生石决30克，茯苓皮30克，生地30克，将军干2.4克，泽泻15克，生紫菀15克，冬葵子10克，羚羊粉3克。服药3天，浮肿大势已减，呕吐止，精神见爽，血压降至130/80毫米汞柱（17/11千帕），5天后复查肾功：尿素氮1.64毫米汞柱/升，肌酐238.69微摩尔/升，改予益气利水方善后。

白 术 探 胜

古人赞白术云："味重金浆，芳渝玉液，百邪外御，五脏内充。"盖言其功之广。好古则称："在气主气，在血主血，无汗则发，有汗则止，与黄芪同功。"张元素称其功有九："温中一也，去脾胃中湿二也，除胃中热三也，强脾胃进饮食四也，和胃生津液五也，止肌热六也，四肢困倦嗜卧，目不能开，不思饮食七也，止渴八也，安胎九也。"确属经验之谈。余临床探索亦有下列诸胜可供品味。

1. 止血

凡治大咯血气脱，有形之血不能速生，无形之气所当急固，旋以白术100克，米汤疾火煎服一大碗，药后二小时血止神清，肢和脉起，竟未复发。亦以之治肺结核大咯血，居经不行，每晨晚各以米汁调服白术粉一匙，一月后血止经

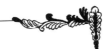

行，体渐康复。血证当以胃药收功，土厚火敛，信而有征，可供玩味。

2. 通便

人知白术止泻，殊不知白术既能燥湿实脾，复能缓脾生津，津润则便畅，凡老年人便秘，以白术30克煎汤服之，可治肠液枯燥，使大便通畅。

3. 浮肿

白术与赤豆煎服。昔在自然灾害时期，浮肿痛比比皆是，投之多验。

4. 小儿单纯性泄泻

生白术、生扁豆同煮元米粥，日服二次，颇效。

5. 预防哮喘

夏令以白术煎服，日服二次，培土生金，冬病夏治，常服可控制哮喘病发作。

6. 耳源性眩晕

白术与茯苓各15克，煎服其汁，有治疗效果。

7. 保健

《神农本草经》曰：久服轻身。寇宗奭称："嵇康曰……饵术、黄精，令人久寿。"余则从"脾统四脏"之理论出发，嘱久病者服之，促进康复，收效颇捷。

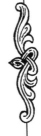

运脾胜品论苍术

元·朱震亨曰："苍术治湿，上中下皆有可用，又能总解诸郁，痰、火、湿、食、气、血六郁，皆因传化失常，不

得升降，病在中焦，故药必兼升降，将欲升之，必先降之，将欲降之，必先升之，故苍术为足阳明经药，气味辛烈，强胃健脾，发谷之气，能径入诸药……"确是高见。金·刘守真谓"苍术一味，学者最宜注意"，亦言其效验之广。笔者临床擅用此品。总结其用有四：

1. 运脾醒脾

人体脏腑组织功能活动皆依赖于脾胃之转输水谷精微，脾健则四脏皆健，脾衰则四脏亦衰，苍术燥湿而不伤阴，湿去脾自健，脾运湿自化，笔者治慢性病，以"脾统四脏"为宗旨，习以苍术为君，振奋生化之权，起废振颓，如合升麻治疗内脏下垂、低钾症、肺气肿、冠心病、肺心病之消化不良者应手而效，治老年之脾胃病独擅胜场。

2. 制约纠偏

余常于滋腻的大补气血方药加此一味（如常用之归脾汤、补中益气汤皆辅以本品），服后从无中满之弊。曾治一"再障"患者，前医投大补阴阳之品，血象不见好转，乃加苍术一味，豁然开朗。用于寒凉药中，可防伤胃，均属得意之笔。

3. 化阴解凝

痰瘀俱为黏腻之邪，赖阳气以运化，苍术运脾，化湿祛痰逐饮均其所长；化瘀固须行气，余据痰瘀同源以及脾统脏腑的观点，在瘀浊久凝时亦常加苍术以速其效，事半功倍。又如用苍术入泽泻汤治耳源性眩晕；与苓桂术甘汤防治哮喘；单味煎服治悬饮、消渴、夜盲皆验。

4. 治肝取脾

据"知肝传脾，当先实脾"之义，治脾以防治肝病，颇有所获，忆 1962 年秋，余肝病急发，除输液外，复投葆肝一类腻品，造成湿困成饮，白沫痰盈碗，转氨酶高至 500 以

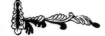

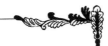

上，BSP试验高出10%，乃按土壅侮木例投苍术合五苓散，一月痊愈。二十年来从未复发。旋悟保肝不如健脾之义，历年来遵此旨治愈肝病多例，多年前沪上"甲肝"流行，余对出院病人皆以"苍术片"预后，疗效满意。

苍术之施用，应善于配伍，家严亦鲁主任医师对寒湿重者常与附桂同用；湿热交重与甘露消毒丹、黄连并投；伤及胃阴可与石斛、元参、麦冬配伍；湿热流注经络则与石膏、桂枝齐施；肝阳夹湿，目糊便燥常与黑芝麻入煎；气虚者益以黄芪、升麻等，习为常度。

升 麻 探 幽

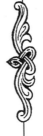

张元素称升麻"若补其脾胃，非此为引用不补"，并认为升麻之用有四，"手足阳明引经，一也；升阳于至阴之下，二也；阳明经分头痛，三也；去风邪在皮肤及至高之上，四也"。后世医家，莫不遵循其法而从其说。临床验证，此确为经验之谈。升麻能升能补，清热解毒，益不足，删有余，虚实之症皆可取用。旧药新用，阐发微旨，时感意犹未竟，总结临床体会亦有四端：①善治功能低下类疾患，佐黄芪擅治内脏下坠、胃张力低下、胃黏膜脱垂、肠排空加速、脱肛等；伍桔梗、甘草治声带闭合不全；配赤芍、桃仁、丹参治慢性咽炎；与贯众炭、苎麻根合用治功能性子宫出血；加白萤壳、韭菜子治疗遗溺等，屡有所获。②能治有血象偏低症状的多种血证，包括白血病、再障、血小板减少症急性发作。血象低、高热，以升麻加清热凉血药味，既有清热之效，又有提高血象之功；用治化疗或放疗引起的粒细胞缺乏症，与西洋参、鸡血藤、虎杖投治尤佳。作者有一验方，以升麻与阿胶、归身、黄芪、红枣治血小板减少症，近期疗效颇佳。③擅治老年病：例如以升麻配苍、白术治气虚湿阻的脾胃病，升清降浊、颇感满意；与炮山甲、王不留行、益母草、莪术治前列腺肥大、前列腺炎屡验；作者经验，老年人的消化不良与泌尿系疾患非此不克。④具清热解毒之功，古人云升麻可代犀角有一定意义，用治时邪高热如糜烂性口腔炎、霉菌感染、急性中耳炎、丹毒、腮腺炎、败血症、痧痘发斑、狐惑等症，升麻率领清热解毒药味，独具殊功。

桑 叶 妙 用

　　桑叶清肺泻胃，凉血燥湿，祛风明目，晚清后颇为盛行。"桑菊饮"举为君药，成为时方要药。江浙一带治热性病喜用"霜桑叶"，以其经霜后凉血清热之力更著；又有"饭桑叶"者，乃置饭锅上蒸制而成，去其散风之力，而取其轻清扬上，善治头目诸病，时医多赏用之。余临床探索其奥，尚有以下几点妙用。

　　（1）盗汗：《医学入门》云："思虑过度，以致心孔独有汗出者……青霜第二番叶，带霜采，阴干或焙为末，米饮调服。"临床用之确有效果。乡妇王氏，年六十，盗汗已二年余，询其别无所苦，饮食如常，惟觉精神疲乏。始用益气固表，继用滋阴降火均无效。后以霜桑叶研末，米饮调服9克，早晚各服一次，半月已愈，终未复发。近贤秦伯未先

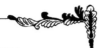

生，亦喜以此味治头面出汗（俗称蒸笼头）皆有渊源。

（2）阴虚内热患者，又罹新感，寒热往来，不宜柴胡之耗散，家严亦鲁公喜以桑叶与丹皮同用以代柴胡，乃仿叶桂手笔。余仿之亦多应手，他如血家新感与经期寒热亦用此法，防止热入血室。轻清以去实，从而血络安宁，微汗而解，引为心法。

（3）引经药：临床治脸部色素沉著，用血府逐瘀汤清荣化瘀，佐以桑叶（桑皮）引经入肺，取肺主皮毛之义。治急慢性肾炎方中，常以桑叶或桑皮为使，引经入肺以畅水源，有利于利尿退肿；治老年性便秘，用桑皮宣畅肺气，有利更衣，此法多验。

（4）世传验方：经验证者如《圣济总录》治吐血不止，晚桑叶焙研，凉茶服三钱。《千金方》治头发不长，用桑叶麻叶煮泔水沐之。《集简方》治风眼下泪，用腊月不满桑叶煎汤，日日湿洗，或入芒硝。扶桑丸（黑芝麻、桑叶等份为丸）治高血压、头晕目眩，老年大便虚秘，风湿麻痹，皮肤甲错等，常用不衰。

（5）民间以霜桑叶阴干制枕，能治头晕目糊，安神入眠，确有效果，早开"药枕"之先河矣。

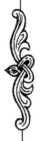

血中气药推川芎

川芎味辛气温，归肝、胆、心包经，功能活血行气，祛风止痛，主治气血瘀滞证。"久病必有瘀，怪病必有瘀"，余治疑难病证，每取川芎为君臣之品，川芎上行头目，中开郁

结，下调经水，既能活血化瘀，又可行气通滞，辨证而施，则有"气通血活，何患不除"之功。

一、川芎配羌活　功擅祛风止痛

川芎辛温香窜，走而不守，尤能上行头目，为治疗头痛要药。"头为诸阳之会，唯风可到"，宗"治风先治血，血行风自灭"之说，对风寒、肝火、痰浊、瘀血等引起的顽固性头痛，当取川芎为君，以活血通络，配以羌活宣发风邪，二者相使，引药上行脑络，奏止痛之效，既治表证头痛，亦疗内伤头风，故《本经逢原》谓："羌活与芎藭同用，治太阳、厥阴头痛。"外感头痛多以川芎茶调散化裁，内伤头痛则取桃红四物汤加减；若痰湿甚头痛且重者，配苍术、半夏、升麻；肝火旺头痛且胀者，辅黄芩、夏枯草、石楠叶；久痛不已者，则辅以全蝎、蜈蚣、露蜂房等虫蚁搜剔之品。

宋某，女，32岁，头痛反复发作7年，多方治疗无效，拟诊为偏头痛，头颅摄片阴性。患者自觉头痛彻巅，日轻暮甚，痛甚则彻夜难寐，每于劳累或气候变化时加剧，经事前后易诱发，脉细缓，舌苔薄腻，久痛入络为瘀，从"治风先治血，血行风自灭"例立法。药用：川芎15克，羌活9克，当归9克，生地12克，赤芍12克，桃仁12克，红花9克。服药1周，头痛见减，但夜间仍有小发，原方加全蝎粉、蜈蚣粉各1.5克另吞。1周后头痛痊愈，随访经年未发。

二、川芎配黄芪　功能引血上行

川芎擅长祛风行血，黄芪功擅补气升阳，二者相配，则能补气活血，引血上行。血液上行头目，全赖清阳之气升发，人体随着年龄的增长，清阳之气日渐衰弱，以致气血上

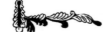

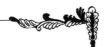

奉减少，血气不升，脑络失养，则头痛、眩晕、健忘、痴呆等症丛生，诸如老年高血压、脑动脉硬化、脑血管意外、老年性痴呆等，多由清阳下陷，血瘀内滞所致，治此习用清暑益气汤、益气聪明汤、补阳还五汤等方出入，并重用黄芪、川芎二味，收事半功倍之效。

胡某，女，67岁，有高血压病史多年，曾大小中风数次，左侧肢体不用，头项易干下坠，口苦，舌苔薄腻，脉细弦。瘀阻脉络，阳气不行，方用补阳还五汤加味。药用：黄芪30克，桃仁9克，赤芍9克，广地龙6克，虎杖15克，红花9克，千年健9克，蜂房9克，菖蒲4.5克，丹参15克，炒苍术9克，扦扦活15克，防风6克，川芎9克。上方出入治疗1月，患者已能独立行走，颈项不坠，其他症状亦减，原方继续治疗半月，以竟全功。

三、川芎配当归　功效补血化瘀

川芎与当归合方，名曰佛手散，众多传统名方中多含有此方。当归性润，功能补血和营，配以川芎活血行气，则补血而不滞，活血而不伐。血虚者常兼血瘀，盖血液盈余则流畅，若病久营血耗损，血脉空虚，无余以流，则艰涩成瘀，而瘀血不去，则新血不生，互为因果。故治疗再生障碍性贫血、白细胞减少症、血小板减少性紫癜等血液系统难治病，则取当归、川芎为君，尝谓"于补血药中加入行血药，其效益倍"。属热者则辅以虎杖、升麻等清营泄热；属寒者则佐以补骨脂、肉桂、鹿角、牛骨髓等温经壮阳；兼有脾运失健，纳呆腹胀者，则加入苍白术、谷麦芽，以鼓舞中州，促进药物吸收，寓"上下交损，当治中焦"之意。

方某，女，50岁，乳腺癌术后化疗，导致白细胞在

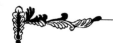

$2.1 \times 10^{9} \sim 3.0 \times 10^{9}/L$，用西药升白药无效，症见头晕目眩，神疲乏力，面色少华，口干唇燥，脉细数，舌紫苔薄，气血俱虚，瘀血阻滞，治拟养血化瘀。药用：当归9克，川芎6克，赤芍9克，虎杖30克，鸡血藤30克，何首乌30克，丹参15克。1周后精神渐振，口干见减，复查白细胞$6.7 \times 10^{9}/L$，药合病机，仍守前法治疗半月，疗效巩固。

四、川芎配苍术　功用疏肝解郁

朱丹溪谓："气血冲和，万病不生，一有怫郁，诸病生焉。"创越鞠丸，用苍术、川芎以疏肝行气，活血化瘀，示后人治郁大法。余认为百病皆生于郁，《内经》虽有"五郁"之说，但总以木郁气滞为多见，肝主疏泄，斡旋周身阴阳气血，使人的神志活动、水谷运化、气血输布、三焦气化、水液代谢宣通条达，一旦肝失常度，则阴阳失调，气血乖违，气滞、血瘀、痰生、火起、风动，诸疾丛生，魏玉璜谓"肝为万病之贼"，确具至理。苍术气味芳香，不仅擅长燥湿，更能行气解郁，配以川芎，气血双调，用于多种难治病，有"疏其血气，令其调达，而致和平"之效。

李某，男，71岁，中风3次后，出现神识呆滞，终日不言不语，面色苍白，皮肤干皱，小便淋漓不畅，舌胖紫，苔白腻，脉弦数，脑电图示局灶性慢波，脑血流图示两侧脑血管弹性减退，CT检查示轻度脑萎缩。气虚血滞，积瘀阻于清阳之巅，治宜益气活血。药用：黄芪15克，川芎9克，生蒲黄（包）15克，白术9克，赤芍9克，川牛膝9克，川断9克，杜仲9克，海藻9克，通天草9克，菖蒲6克，水蛭3克。服药半月，神识呆滞好转，生活基本自理，续服上方半年，病情缓解。

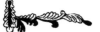

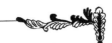

水蛭善化瘀血而不伤正气

水蛭味苦咸而腥，性微寒，主入肝、膀胱两经，功能破血瘀、散积聚、通经脉、利水道，而其散瘀活血之力尤强，张锡纯曾谓水蛭"破瘀血而不伤新血，专入血分而不伤气分"。余习用水蛭主治瘀血所致的各种疑难病证，少有心得。

1. 应用心法

瘀血一证，病因众多，或新病骤成瘀血，或久病入络致瘀，或气滞导致瘀血，或气虚引起血瘀，或血热煎熬成块致瘀，或寒凝血液成块致瘀。不论瘀血是何种原因所致，均可选水蛭投之，一般新病瘀血多实，宜峻剂攻瘀，祛瘀务净，以免残瘀羁留，造成后患。故用水蛭剂量宜大，使瘀血骤化，然后渐次减量，以祛残留之瘀。久病之瘀多虚，宜峻药缓攻，缓缓图治，以免攻伐太过，耗伤正气，故初用水蛭，剂量宜小，待有动静，渐次加重，使瘀结之凝血缓缓消散，达到气血调和。如治中风，每宗"头为诸阳之会，唯风可到"之说，取水蛭配菖蒲、蒲黄、川芎、通天草等以通窍活血；治胸痹，则根据其"阳微阴弦"之病机，取水蛭配黄芪、党参、葛根、丹参等以益气活血；治癃闭，则以"气化则能出焉"为准绳，取水蛭配乌药、小茴香、泽兰、益母草等以行气活血；治血管瘤，仿"坚者削之"之意，取水蛭配延胡索、生牡蛎等以散结活血。临床随证配伍，颇多效验。

余用水蛭，多以生水蛭粉吞服法，其用量少则每日1克，多则每日6克，取生用者，乃取水蛭破血逐瘀之力，若经加热炮制，其功效大减，几无活血散瘀之力，但由于水

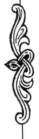

蛭腥味甚浓，入煎剂往往令人作呕，故每用生水蛭粉装入胶囊口服，可防腥味伤胃。

2. 治验举隅

（1）巨肢症案　王某，女，19岁，自幼患左侧前臂、手背血管瘤，尺骨中、下段增粗，尺桡远端关节脱位，外科多次建议截肢。查患者左前臂周长39厘米，左手背周长28厘米，患处肤色紫暗，青筋暴露，疼痛难忍，舌暗红苔薄白，脉弦细，证属瘀热交滞经脉，气血凝结成瘤。治宜清热化瘀，软坚散结。药用：水蛭粉（吞）3克，生牡蛎（先煎）30克，丹参、赤芍、王不留行、泽兰、威灵仙各12克，地龙、丹皮、红花各9克，川芎、丝瓜络各6克，炮山甲、地鳖虫各4.5克。头二汁内服，三汁外熏。上方出入治疗1年余，复查左前臂周长缩小至26厘米，手背周长减至24厘米，患肢温度正常，功能恢复。患者先后服水蛭2斤多，未发现任何副作用。

血管瘤属"血瘤""筋瘤"范畴，其病因或内伤胎毒，或外感火毒，煎熬血液，以致血凝瘀积成瘤。由于病程年久，邪深入络，胶结不散，故非一般药物所能攻逐。水蛭为噬血之物，专入血分，善于搜剔瘀血，其攻力虽猛，但不伤正气，能使瘀血默消于无形，治疗血管瘤有破瘀而不伤新血，散结而不损正气之效。

（2）臌胀案　曹某，女，65岁，患者面色黧黑，皮肤板滞，腹膨如鼓，右胁作痛，下肢浮肿，小溲短少，纳呆泛恶。肝功：总蛋白39克/升，白蛋白19克/升，球蛋白20克/升，锌浊度12单位。诊断为肝硬化腹水合并硬皮病。舌边尖有紫斑，脉弦细而小数。肝郁气滞，久病入络，治宜疏肝理气，活血化瘀。药用：水蛭粉（吞）1.5克，香附、

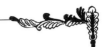

乌药、赤芍、川芎、桃仁、红花、丹皮、延胡索、泽兰各9克，枳壳5克，益母草30克。上方出入治疗1月，患者腹膨逐渐见退，右胁作痛亦平，浮肿消失，复查肝功能：总蛋白45克/升，白蛋白27克/升，球蛋白22克/升，锌浊度6单位。患者皮肤亦见柔软。

肝主疏泄而藏血，若肝失其常，则气血失和，初病气机郁结，久病则入络致瘀。血瘀阻络，气机受阻，津液输布无权，以致水湿停蓄脘腹则成臌胀，或津液不布肌肤则肤板如革，其证虽异，病机则均因瘀血作祟，故取水蛭合桃、红、芍、芎等活血化瘀，辅以香附、乌药疏肝，泽兰、益母草化瘀为水，异病同治而奏功。

（3）狐惑病案　陈某，男，42岁。患者四肢散发大小不等红斑，手足背多处结节性深静脉炎，按之如豆，疼痛异常，口唇、舌体多处溃破，两眼伴发虹膜睫状体炎，诊断为白塞氏综合征。迭进甘草泻心、龙胆泻肝汤，并配以大量激素口服，但疗效不显。舌红苔黄腻，脉弦紧而数。证属湿热毒夹瘀阻于肌肤，治以凉血化瘀，清热利湿。药用：水蛭粉（吞）1.5克，生地、金银花、徐长卿各15克，赤芍、丹皮、水红花子各9克，金雀根30克，牛膝6克。服药2周，患者四肢静脉结节逐渐消失，疼痛亦除。继续用上方出入治疗3周，诸症均见明显好转，门诊仍以原方加减治疗年余，病情稳定。

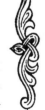

狐惑一证，方书皆谓湿热为患，初病投清利湿热之剂即可奏功，若病久不愈，湿热弥漫，侵气入血，湿邪最易阻遏气机，热邪每能煎熬血液，气阻则滞，血熬则瘀，瘀随脉络上下窜流，故而病证此起彼落，状如狐惑。方用水蛭意在活血化瘀，调畅气血；配以银花、生地、赤芍、丹皮

凉血清热；徐长卿、金雀根祛逐湿毒，湿、热、瘀同治而获效。

（4）中风案　甄某，男，77岁。患者素体肥盛，有高血压病史十余年。入院当日因恼怒而突然昏厥跌仆，不省人事。经苏合香丸鼻饲苏醒后，出现口眼㖞斜，舌强语謇，左侧肢体不用，喉间痰声曳锯。CT检查诊为缺血性中风，舌紫红苔白腻，脉细滑。证属肝阳夹瘀浊蒙蔽清窍，横窜经脉，治当平肝逐瘀。药用：水蛭粉（吞）1.5克，生石决（先煎）、山羊角（先煎）各30克，丹参、生蒲黄（包）各15克，石菖蒲、远志、赤芍、法半夏、通天草各9克，枳壳、桔梗、陈皮各6克。上方连服半月，患者已能扶杖行走，出院后继续用上方出入治疗月余，诸症悉除。

经谓"血菀于上，使人薄厥"。中风成因，或曰气，或曰风，或曰痰，其病因虽多，但病机则一，即血瘀上蒙脑络，阻滞经脉，则昏厥、肢体不遂丛生，故活血化瘀当属中风的治本之法。本例取水蛭合通天草引药上行，以除脑络之瘀；佐以石决、山羊角以息风；半夏、远志以祛痰；枳壳、桔梗以调气，标本同治，守法不变，而获气通血活之效。

豆豉粉治疗口腔炎

口腔炎乃指口腔黏膜破溃；或形成白色斑膜、灼热疼痛、饮咽不利等症。其中亦有因长期抗生素的应用引起霉菌生长所致，治疗尤感棘手。口腔炎《内经》称作"口糜"，巢氏《诸病源候论》列有"鹅口候"条文："小儿初生，口

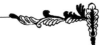

里白屑起，乃至舌上生疮，如鹅口里，世谓之鹅口。"

余受《本草纲目》引《圣书方》以焦豉末，治口舌生疮、含一宿即瘥之记载；和《葛氏方》以豆豉煮服治舌上出血之启发，乃以豆豉研末外治口腔炎，疗效满意。对小儿尤佳，试用于霉菌性口腔炎，亦有显著疗效。

曾治一麻疹后口腔炎，症见满口及舌颚溃疡糜烂，不能进食，口水极多，经龙胆紫、金霉素、甘油、冰硼散、珠黄散等治疗无效，后用豆豉粉外敷局部，一日三次，翌晨即见局部干燥，口水减少，至第四日痊愈。豆豉，气味苦、寒，入肺胃经，能治时疾发热出汗、虚烦不眠、食欲不振、断乳乳胀等证。含有蛋白质、脂肪、糖类、维生素 B_1、维生素 B_2，烟酸以及钙、铁、磷盐等，其药理作用于治疗本病颇合。

车前子治高血压

高血压为常见病，而较理想的降压药尚付缺如。往年余曾以单味车前子临床观察五十例，尚属满意。

考车前子《神农本草经》注："利小便，久服轻身耐老。"《本草纲目》："除湿痹，明目，去肝风热毒，止脑痛泪出，除心胸烦热。"《名医别录》称车前子能治"鼻衄、止烦、小便赤、下气。"主治症状亦多符高血压病的病理表现。

服法为每日 9 克，经治一月不效，则加至 30 克，水煎服。三个月为一疗程。经治后一般眩晕、头痛、目糊、失眠

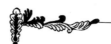
等症均为好转。治后收缩压降低到 150 毫米汞柱以内者 25 人，占 50%。特别是舒张压降低具有重要意义。

车前子性寒下气，故能愈肝风、除烦热。临床中未有不适反应。现代药理研究认为，钠的新陈代谢与高血压发病有关，车前子利尿的同时，亦排泄钠、钾，观察中治疗前后比较，均有不同程度的降低，可证此说有临床依据。日人高桥统间氏认为车前草素能兴奋副交感神经，阻抑交感神经，由此使末梢血管扩张导致血压下降。中药疗效奇妙之不可议者甚多，正有待发掘。单味车前子治疗高血压的报道尚未之见，颇堪研讨。

急救回阳汤治"三衰"

"急救回阳汤"渊出王清任氏《医林改错》，原为吐泻后转筋、身凉、汗多而设。内容为党参、附子、干姜、白术、甘草、桃仁、红花。功能回阳救逆，促使气通血活、化险为夷。吾曾施用于"心衰""肾衰"与"呼衰"患者，皆有较好效果。原文附有歌诀："急救回阳参附姜，温中术草桃红方，见真胆雄能夺命，虽有桃红气无伤。"古人早已认识厥逆与血瘀有关，且指出桃仁、红花活血而不耗气，亦可用于虚候，实具卓见。"三衰"多发于久病及老年病人，而久病与老年病多有血瘀之基础。近年来，吾以此方用治疗逆急症，颇为应手。例治一高血压冠心病、慢支、肺气肿、心衰患者，咳喘胸闷，汗出心悸，张口呼吸，不得平卧，两目及下肢浮肿，小便失禁，口唇紫绀，四肢欠温，脉沉细

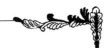

结代，舌质胖紫，苔薄白。血压 150 / 100 毫米汞柱，心电图提示：室性早搏，心肌损害，左前分支传导阻滞。种种见证，乃属心肾阳衰，水瘀交阻，导致气血乖违，厥逆急候。急投"急救回阳汤"加生半夏、葶苈子温阳化瘀，下气行水，药后诸证次第好转，转危为安。此方以温阳救逆为主，化瘀畅血为辅，气血通、厥逆除。近世微循环研究蜚声医坛，勋臣实开血瘀学说之先河，姑不仅厥逆一症而已也。

神仙解语丹治中风失语

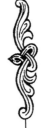

　　失语为中风主证之一，近世研究中风涉及失语的治疗不多见。我治中风后舌强不语，外无六经之形状，内无便溺阻隔者，应用神仙解语丹颇多应手。此方出清·程国彭《医学心悟》，由白附子、石菖蒲、远志、羌活、南星各9克，天麻、木香各6克，全蝎3克组成，研细，面糊成龙眼大丸，每服一粒。化痰通络、祛风开窍，服时以薄荷汤送下，取其辛凉芬芳，开通道路，具向导之义。此方妙在羌活入督脉而疏肝气，贯通百脉。本篇书中有谓"能治贼风失音不语，身痒，手足不遂，口面㖞斜"，也有称其为"治中风不语，头旋目赤要药"。菖蒲引药入心，盖言为心声，此药能直达清窍，皆富奥旨。原方载主治风入心脾、言语謇涩，舌强不伸，涎唾溢盛及疗淫邪搏阴神内郁塞，心胞闭滞，暴不能言。一方加甘草、僵蚕，近世多去之。笔者仿其义制方煎服无效。用治脑萎缩、老年性痴呆或高热后引致的失语亦有较

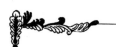

好疗效。

另方解语汤，治中风脾缓，舌强不语，半身不遂。方为：防风、天麻、附子、枣仁、羚羊、官桂、羌活、炙甘草，入竹沥半夏、姜汁数滴，虚加人参。殆用治脾虚肝旺、痰阻廉泉之病例。有古方正舌散，治惊痰堵塞窍隧，肝热生风，舌强不正，以蝎尾9克，姜汁拌晒茯苓30克为散，每服6克，温酒调服，并用以擦牙根，日3次，面赤倍蝎尾，加薄荷15克，每服12克，水煎热服，取汗效，治急性发作之病例有一定临床意义。沪上已故名医顾雨时（为恽铁樵入室子弟），与余为通家之好。辄喜以单味菖蒲抗昏迷，促苏醒，治失语尤佳。其法为采取新鲜者约120克许，洗净捣汁频频灌饮。仿用多验。神仙解语丹之取菖蒲，亦非凡笔。

清暑益气汤新用

清暑益气汤渊出《脾胃论》，功能和中燥湿，用治暑邪犯卫，身热，自汗，胸闷，便溏等证，颇有效果。李氏认为暑邪致病，多由饮食劳倦，损伤脾胃，乘天暑而作，故方用升麻升发阳气，以固根本。肺气受邪，为热所伤，重用黄芪固卫，殆取《内经》"阳气者，卫外而为固也"之义。长夏湿土客邪火旺，方以苍术、白术、泽泻上下分消湿热之气。湿胜则食减不知谷味，故加神曲消之。生脉散泻火益肺，李氏称为"三伏中长夏正旺之时药也"。殆指暑必伤气，暑必耗津而言。尤妙在黄柏一味，苦寒泻火，乃为"清暑"

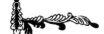

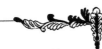

而设。笔者历年来用治"疰夏"症，颇有药到病除之效，对常年发作者，黄梅季节即用此方预防"疰夏"之发生，亦验。

去夏曾有此方治疗高年低血钾1例，患者胸痞、呕恶，杳不思食。血钾波动于2.5上下。虽经每天补钾，实验室指标不见好转，症状日剧，神识时清时昧，适逢余查房，诊为暑湿交困脾胃，气阴已衰，亟须恢复其生化之权。遂予清暑益气汤原方，三剂症减，再三剂血钾恢复正常。

"阳和汤"治验

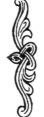

"阳和汤"是《外科证治全生集》方。内容为鹿角胶、熟地、白芥子、炮姜、麻黄、肉桂、甘草七味组成。王洪绪氏诋"手术"及"腐蚀"等外科治法为刽徒，因而创用此方。此方寓开于补，用治阴疽确有效果。余曾治铁路家属李某，女，3岁，门诊号码5209。患腰椎结核，投"阳和汤"8个月而见效，X光片证实腰椎椎体硬化。

此外，曾以此方用治风寒湿三者合而为痹之痹症及寒性哮喘，皆有效果。如张某，女，38岁。四肢关节痛数年，天冷则作，发作时全身及下肢形寒明显，服"阳和汤"14剂而见愈。又治刘某之支气管哮喘，患者每年冬季皆发作，经投此方20余帖，病未再作，殆此方统治阴凝之证故也。

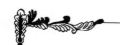

固本清源是冬令进补的原则

　　许多人面对市场上层出不穷的保健品，不知从何下手，有的就自作主张，自选补品。殊不知，这是目前冬令进补热浪中最大的误区。

　　余在临证中经常遇到这类病人，如一位乙肝患者，平时有口干、胁痛、胃呆、乏力、舌腻等症状，中医辨证是肝阴不足，湿热夹瘀胶困脾胃。可病人自以为是"虚"，自行购服西洋参，大吃甲鱼。结果实其所实，把湿热之邪内壅，反使症状加重，肝功能异常。还有一位高血压患者，经常头昏胸闷、神倦、嗜卧，辨证是肝阳夹痰瘀交蕴为患，病人也误以为是"虚"，购服人参，引致腹泻、呕恶、烦躁，反使症情加剧。其实，这两个病例都是犯了"实实之戒"。可见不经医生指点而乱服补品，会给健康带来极大危害。

　　进补必须识补。也就是说，必须认识进补的原则，即固本清源。"本"就是中医指身体的本质，如"脾为后天之本，肾为先天之本"；"气血流通，生命之本"；"气血不足，肝阴亏虚"等。如果是本虚，还要进一步辨明是阴虚、阳虚，还是气虚、血虚，这样才能确定"固本"的方向。在取得固本必备的条件后，还得探索这位病人是否还有"实"的一面，"实"的概念是指风、寒、暑、湿、燥、火以及痰浊或瘀血，包括功能性的气滞与气郁，这都是在"固本"的同时所必须"清源"的内容。审证求因，而后订出恰如其分的健身治病大计，所以称"固本清源"，这是最基本的进补原则，明乎之才可论补，才可正确掌握进补大法，使病家获得应有

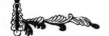

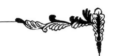

的效果。

如高血压病患者，平时有头昏、面红、口干、便秘、胸闷、胸痛等症状，中医辨证为阴虚火旺、痰瘀交搏的，宜以滋阴药补阴，以化痰祛瘀药治标，可以用西洋参、石斛等固本，而以丹参、陈皮等清源。又如冠心病患者，平时有神疲乏力、心绞痛、脉沉细、舌淡而胖等症状，证属心阳不振，心气不足，气瘀胶结，阳虚阴凝的，宜以附子、人参温运阳气，加细辛、半夏、蒲黄化痰祛瘀，以清其源，庶为正治。

进补还有"三戒"与"三要"。"三戒"：不当补而补之；外感不去即予进补；虚实夹杂，不治实而治虚。犯了任何一戒都会带来相反结果。"三要"：①要注意气血流通。气血流畅，五脏之间的元真才得通达。如前贤滑伯仁所谓："补药中加活血药，其效倍捷。"②要注意肝胃健运正常。先哲叶天士说："胃以喜为补。"进补必赖脾胃消化，倘不及此，前功尽弃。③要注意生活上的配合，不恣啖，不熬夜，不纵欲，才可事半功倍。还有，服补药前，为防止"关门留寇"，一般应服"开路药"驱邪导滞，先清其源，再议固本，即中医所谓"邪不去，正不安"。冬令进补者必须遵从这个原则。

膏滋方是中医调整机体功能、治疗慢性疾病的一种颇具特色的进补最佳方案，它最能体现本文所述的各个关键，医生订立膏方必须深思熟虑，三思而行，膏方也最能反映医生的水平与火候，建议慢性病人需调治者，还是延医开膏滋方最为合适。

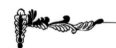

认识膏滋药

膏滋是中药的一种剂型，中药店经营品种有"丸散膏丹"。膏滋便是其中的一种形式。膏滋的字义是沃泽、滋润，包含着补养的意思，故人皆以补药曰之。事实上人体在冬季阳气收藏之际，服用膏滋防治疾病，固本清源，不失为治疗慢性病行之有效的一种康复之道。

膏滋方的制定，必须经过繁复而细致的辨证论治过程，绝不是单纯的补药堆积。中医讲"虚则补之"，乘冬令及时补养，为下一年打好基础是合理的，问题在于是否真正亏虚，虚在哪里？虚中是否夹有实症，能不能补？事前应缜密考虑，中医的治疗原则，认为任何治法当用而不用是不对的，不当用而用也是错误的，滋补也不例外。理由是人体阴阳气血以平衡为贵，而药物多有偏性，太过与不及都会招致偏胜之弊；其次，有些实症也能引起类似虚弱的头昏头胀、心悸、失眠、神倦、性功能低下等症候。倘然误补，不仅不能吸收，正如雪里加霜；消化机能薄弱的人，多吃补药也易引起肠胃疾患。常见市民自购驴皮胶加南货炖服，若不对证，宛如引火攻身，胸腹饱胀，痰湿日困，欲补身反致祸害，服膏滋也有学问，并非每个人都能吃膏滋，服膏滋必须在医生指导下服用。膏方应由医生针对患者个别情况处方，因为需全面照顾和供长期服用。药味比普通方剂多达一倍至二倍。每料膏滋药有 20~30 余味，药的用量比普通药方增加 10~15 倍。医生制方时思想需高度集中，首先确定全面治疗意图，而后再就患者的脏腑、气血阴阳等虚实情况扶正

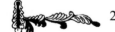

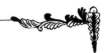

纠偏，寒热温凉及攻补之间不容忽视。

　　膏方属中医文化，医案有规范，书写有格式，案语要精练，文字要秀丽，内容不仅符合医药之道，也孕育文学水平，故每天写二三张膏方，已觉不胜负担，我的感觉是看十个门诊，要比开一张膏方轻松。膏滋的最佳服用期是大九天，即初九吃到九九八十一天。膏方组合合理，其效果应在来春，顿觉神清气爽，满面春风，不感冒，胃口好，睡眠佳，确实能体现中医的防治之道及养生之术。因计价不菲，解放前几为富者独有享受。

　　随着时代的发展，疾病谱改变，膏方内容难以守旧，如目下心脑血管病最多，防治中风，防治老年性痴呆的呼声最高。因此过去膏方中不常见的药物如山楂、虎杖、蒲黄、海藻、降香、黄连，甚至大黄都成为膏方中的常客了。故膏方的涵义谈得确切些，是治慢性病的一种行之有效的剂型，能促进人体本能的调整，不是单纯的补药，医者应作如是观，病人也应作如是观。

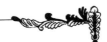

年

谱

1920 年

农历庚申年十月十二（1920 年 11 月 21 日）生于江苏丹阳北草巷 31 号颜氏老宅。祖父颜佐枢很有文名，大伯父颜也愚与邵力子合办民国日报于上海，父颜亦鲁一代良医，母亲汪兰珠系出名门。家庭在道德规范上带有浓重的封建色彩，而在思想意识上又接受了科学激进的西方文明影响，是典型的诗礼传家和新旧兼容。"无平不陂，无德不复"（颜氏家训语）是颜氏生平思想的宗脉，是医学上形成"衡法"理论的原始。

1926 年（7 岁）

开始读书，家中延请宿儒林墨舫设馆，不久去世，后续聘周文焕老师，两位是颜氏蒙师。

1928 年（9 岁）

入读白云街鸣凤小学校，在书法和作文比赛中都取得第一名。同时走读于通儒周鲤庭老师。

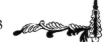

1929 年（10 岁）

小学毕业后再受教于杨锡甫老师，杨先生是江苏省有名的数学专家，曾任丹阳县教育局局长，头脑开明。对自然科学与国文的钻研皆有较大影响。

1932 年（13 岁）

开始教读《素问》，由杨锡甫老师督导，每天背诵一章。

1933 年（14 岁）

塾教课余协助父亲处方，襄理诊务。

1935 年（16 岁）

插班上海中国医学院一年级下学期，校址在老靶子路河南路口，校长是薛文元先生。

1936 年（17 岁）

学校迁至闸北天通庵路，对功课很认真，课外活动很活跃，办联谊聚餐，研究中药植物、建立药圃，演讲比赛，还当了校刊编辑。在进步思想感召下，重演了"放下你的鞭子""毕业以后""女人、女人"等进步话剧。在校研究植物提取，颇饶兴趣，与同学戴星槎创办"康宁制药厂"，生产中成药"肝胃宁""康她宁""康儿宁"。其间还主办了"康宁医刊"。

1937 年（18 岁）

上海沦为孤岛，学校暂设在贝勒路杨澹然医师诊所，旋又迁往重庆路。

1938 年（19 岁）

因抗战军兴，父亲避乱来沪，设诊所于海宁路，襄助父亲应诊，与曹向平、薛寒鸥诸君合办《中国医药杂志》，创刊号发表社论"国医教育与社会之动向"唤起民众毋忘国耻。

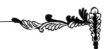

1939 年（20 岁）

7 月，于中国医学院毕业，毕业论文"湿论"受到当时校长郭柏良的表彰。8 月在沪山海关路延陵里 3 号自立私人诊所。其间和张仲实合办《新春》月刊，内容专门反映孤岛人民的疾苦，暴露社会畸形，含藏着希望"新春"早临，因经费不敷，维持半年停刊。

1940 年（21 岁）

于延安东路 923 号开办同春堂国药号，为配合父亲应诊病人专门配制了经验良方。

1942 年（23 岁）

与刘庆云医师结婚。

1943 年（24 岁）

与夫人刘庆云设私人诊所于上海。

1945 年（26 岁）

抗战胜利。举家迁返故里，是年大儿乾麟生，笔名起用麟父。

1946 年（27 岁）

创办"德社"免费为儿童接种疫苗，免费施诊给药，通函问病，又为丹阳两家报纸开辟"中华医药""民族医药"两副刊达 60 余期，很受民众赞许。被公推为丹阳县中医师公会理事长，又受聘于丹阳县外勤记者联谊会顾问。

1949 年（30 岁）

丹阳解放，积极参加迎解放和组织全县 200 余中西医师联合筹委会，由公众推举、政府任命为医联筹委会副主任委员。

1950 年（31 岁）

返上海原址恢复应诊。黄浦区"卫协"成立，并当选为

第一届黄浦"卫协"执行委员及秘书组组长，兼中医师业务组组长。

1952 年（33 岁）

参加上海市第一届中医进修班结业，这是第一次进行系统西医理论学习。

1953 年（34 岁）

与"卫协"干部李棻、詹伟瑛、谢一飞合办黄浦区第一联合诊所，选任所务委员会主任委员。

1955 年（36 岁）

下半年度改选兼任副所长。编著《中医外科学》，陆续在上海《中国医药杂志》刊载。

1956 年（37 岁）

6 月奉上海卫生局调令，到上海铁路医院报到。同年参加农工民主党，担任农工闸北区委副主任委员。评为上海铁路局先进工作者，光荣参加上海市先进工作者大会。

1962~1964 年

完成有关白血病治疗的论文 7 篇。"白血病的辨证论治""白血病的综合治疗""白血病发病机制的试探""白血病证治""治疗白血病的临床体会""白血病的综合治疗介绍"，"慢性白血病脾肿大的外治法"，陆续在《上海中医药杂志》发表，因此奠定了中医对白血病的诊断治疗的总体思路。

1966~1976 年

"文化大革命"停诊务，静心读书，反复浏览《儒门事亲》《血证论》《医林改错》《类证治裁》《医门法律》。孕育"衡法"理论的问世。

1979 年（60 岁）

"文革"后发表第一篇论文，1979 年第 6 期《铁道医学》

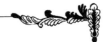

"白血病的中医分型与治疗"。

1980 年（61 岁）

《活血化瘀疗法临床实践》在云南人民出版社出版。

1981 年（62 岁）

《活血化瘀疗法临床实践》获云南省优秀科技图书三等奖。

1983 年（64 岁）

《铁道医学》1983 年 11 卷第 3 期发表"脾统四脏之我见"。《江苏中医杂志》1983 年第 3 期发表"活血化瘀治则的理论探讨"。

1984 年（65 岁）

《浙江中医杂志》1984 年第 19 卷第 12 期发表"活血化瘀在血液病的应用"。

1984 年 2 月《活血化瘀临床实践》增订本出版，云南人民出版社。

1985 年（66 岁）

参加中国中医药学会第二届会员大会，并当选为理事。

1986 年（67 岁）

1986 年 1 月 27 日《中医报》发表"综合医院中医科是振兴中医事业的基地"。

1986 年 2 月被聘为上海市中医药研究院专家委员会名誉委员。

1986 年第 3 期（总 088 期）《中国医院管理》发表"办好中医病房刍议"。

1986 年第 5 期《黑龙江中医药》发表"益气活血法运用举隅"。

1986 年接受国家中医药管理局委托举办全国综合性医院中医科主任学习班，反映极佳。

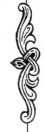

1986 年 11 月《上铁中医论文专辑》发表"景岳学说在临床之应用","中医药治疗肾病进展"。

1987 年（68 岁）

1987 年 15 卷第 1 期《铁道医学》发表"《伤寒论》少阴病方在心血管病中的应用"。

1987 年主办全国铁路中医科主任学习班及活血化瘀疗法专题学习班。

1988 年（69 岁）

在全国铁路医学科学技术进步大会上被授予"先进个人"光荣称号（编号 020）。

1989 年（70 岁）

《中医报》连载"诊余泼墨"43 篇。

《中国中医药报》发表"医斋随笔"36 篇。

1989 年第 1 期《重庆中医杂志》发表"丁甘仁治疗内伤杂病经验"（与刘庆云合作）。

1989 年第 3 期《中国农村医学》发表"再生障碍性贫血的治疗经验"。

1989 年 4 卷第 2 期《中国医药学报》发表"气虚血瘀是人体衰老的主要机制"。

1989 年 7 月 3 日《中国中医药报》《名医名方录》专栏介绍"化瘀赞育汤"。

1989 年 5 月 22 日《中国中医药报》《岐黄论坛》专栏发表"瘀血与衰老之探索"。

1989 年《吉林中医药》特刊发表"开展具有中医药特色的科学研究"。

1989 年主持课题项目"瘀血与衰老的关系——衡法Ⅱ号抗衰老的临床和实验研究"获国家中医药管理局中医药科

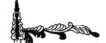

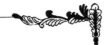

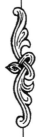

年　谱

学技术进步奖。

1989年8月，上海科教电影制片厂根据上述理论，拍摄《抗衰老》科教片，向全世界发行。

1990年（71岁）

1990年4月2日《中国中医药报》《岐黄论坛》专栏发表"经络学说在内科之应用"。

1990年第4期《江苏中医》发表"气血与衰老"。

1990年5卷第3期《中国中医药报》发表"衡法Ⅱ号对慢性应激负荷雄性小鼠性活力及学习记忆行为的影响"（与许士凯、叶新、包天相合作）。

《肝病专辑》登载"犀泽汤治疗慢性乙型肝炎"。

《肾病专辑》登载"关格证治六法"。

《痹证专辑》登载"运用龙马定痛丹治疗痹证的经验"。

1990年7月在全国医药卫生科技成果展览会上代表上海铁路中心医院接受"优秀奖"（课题项目：瘀血与衰老研究）。

1990年8~9月应邀去美国"中国医学研究院"讲席，主讲"久病必有瘀，怪病必有瘀"，会上放映"抗衰老"影片引起海外轰动。

1990年12月，人事部、卫生部、国家中医药管理局联合发文"关于采取紧急措施做好老中医药专家学术经验继承工作的决定"，确认为首届全国名老中医学专家，继承人颜乾麟、魏铁力、屠执中，从1990年12月进入正规带教状态。

1991年（72岁）

1991年6月8~16日，应邀前往美国洛杉矶、旧金山讲学。

1991年第10期《新中医》发表"难病辨治之我见"。

1992年（73岁）

1992年4月《气血与长寿》出版，上海科学技术文献

249

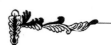

出版社。

1992年5月在香港主持成立"中、港、台中医药研究中心"。

1992年6月被聘为上海市科学技术进步奖评审委员会医疗卫生专业评审组成员。

1992年8月《颜德馨医艺荟萃》出版，台湾启业书局有限公司。

1992年10月被聘为铁道部卫生系列正高级职务任职资格评审委员会委员。

1993年（74岁）

1993年1月《中国历代中医抗衰老秘要》出版，文汇出版社。

1993年4月被聘为中国铁道学会第一届医学与环保委员会中医学组组长。

1993年9月应邀去美讲学，美国中医药学研究院主办之针灸医师继续教育课程的讲席，主讲"男科疾病的用药绝招"。

1994年（75岁）

1994年1月14~1月25日赴台讲学，主讲"活血化瘀临床实践"，"抗衰老专题"，"中医治疗难治病法则"，"热、痛、血、厥的治疗"，"化瘀十法"。其间拜访了陈立夫先生。

1994年1月首届继承学员3人结业，接任第二届带教任务，学员俞关全、章日初。

1994年4月18日《世界名人传记辞典》第23版，向全世界宣布："颜德馨教授对老年学科研究有突出贡献，被选为国际著名的领先学科领导人士。"

1994年4月26~28日在美拉斯维加斯出席美国中医药

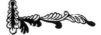

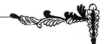

研究院与北京中国文化研究会传统医学专业委员会联合主办
之世界传统医学研讨会暨优秀论文颁奖大会。

1994 年 8 月，卫生局拍摄个人传记片《岐黄一杰》，记
录颜氏从事中医工作的毕生历迹。

1996 年（77 岁）

《中国中医药报》《悬壶笔谈》发表专栏文章 25 篇。

1996 年 4 月 1 日应邀前往泰国讲学，诊病。

1996 年 4 月 19~21 日，参加第三届世界传统医学大会
（美国拉斯维加斯）主讲"血液病的中医治疗"。

1996 年 4 月 28 日应加州针灸中医师公会之邀，演讲"痛
证辨治"。

1996 年 4 月 29 日应全加中医针灸协会之邀，前往加拿
大多伦多，演讲"中医抗衰老"。

1996 年 5 月发表"泰、美、加三国之行散记——人类
共同的财富"刊于《健康周末》。

1996 年 5 月《活血化瘀疗法临床实践新编》出版，台
湾启业书局。

1996 年 11 月《颜德馨医艺荟萃》（第二集）出版，台湾
启业书局。

1996 年 12 月第二届继承班结业，圆满结束第二届带教
任务。

1997 年（78 岁）

主持"颜德馨教授治疗脑梗塞经验研究——脑梗灵的临
床与基础实验研究"项目（上海市科学技术发展基金项目）。

1997 年 1 月接第三届带教任务，学员颜新、吴鸿洲、
夏韵。

1997 年 12 月 17 日应成都中医药大学之邀，参加该校成

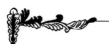

立四十周年大会，发言"中医发展之前景"，接受该校聘为客座教授。

1998 年（79 岁）

1998 年 5 月 31~6 月 7 日应邀出席在美国洛杉矶召开的第四届世界传统医学大会暨世界传统优秀成果大奖赛颁奖大会。

1998 年 10 月《颜德馨诊治疑难病经验研究》项目获上海市卫生局中医药科技成果奖。

1998 年 11 月 10 日《人民日报》"杏林奇葩"专题报告"衡法创始人颜德馨教授"。

1999 年（80 岁）

1999 年 1 月《颜德馨教授诊治疑难病秘笈》出版，文汇出版社。

1999 年 3 月《中华名中医治病囊秘·颜德馨卷》出版，文汇出版社。

1999 年 9 月带第一位博士研究生（赵昊龙）。

1999 年 9 月上海师范大学聘为客座教授。

1999 年 8 月应邀参加在吉林省长春市举办的全国名老中医专家临床经验高级讲习班。

1999 年 9 月 6 日被聘为长春中医学院客座教授。

1999 年 6 月 29 日被聘为中国铁道学会医学分会中医专业委员会主任。

1999 年 9 月 29 日获上海市第三届"医学荣誉奖"称号。

1999 年 12 月 10 日上海市中医药界举办"颜德馨教授行医 60 年暨颜德馨中医药人才奖励基金设立庆贺会"在锦江小礼堂举行，黄菊、龚学平、左焕琛分别发来贺信，陈铁迪、孟建柱等 200 余人到会祝贺。《解放日报》头版报道,《文汇报》的标题："杏林六十载，技德照后人。"

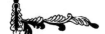